JN126464

いつまでも若々しく健やかに生きる！

ミトコンドリア活性で

# 健康長寿

共著

白川太郎 博士（医学）

片倉喜範 博士（農学）

「あなたが長寿をまっとうするために、どうすればミトコンドリアを元気づけていくことができるのでしょう?」

白川太郎

「ミトコンドリアを活性化したり増やしたり、そういうことのできる食品があるのでしょうか?」

片倉喜範

# この本について

入院や介護によって支えられる長寿ではなく、私たち本来の生命の仕組みを活かして元気に健やかに、末永く人生を楽しみたい。

そんな望みを叶えてくれるのが、わずか０・５から２μm（マイクロメートル）の小さな器官です。マイクロメートルは０・００１ミリメートルですから、電子顕微鏡でなければ見ることもできません。人間の大きさを地球サイズに拡大してみると、１μmはネズミ程度の大きさになります。それほど小さな器官が、私たちが活動するために必要な多くのエネルギーを作り出しています。

それがミトコンドリアです。

人間のからだは約37兆個の細胞でできていると言われており、その一つ一つの細胞には、それぞれ数百から数千のミトコンドリアが存在しています。すべてのミトコンドリアを集めると、体重の10パーセントを占める量になります。

いつもミトコンドリアに上手に働いてもらうこと、それが健康長寿を叶えるカギ。

その研究はようやく始まったばかりですが、ミトコンドリアを活性化するにはいくつかのポイントがあることがわかってきました。

それは、毎日の生活の中で無理なく続けられる生活習慣により実現します。

当書の著者である白川太郎先生が医学の観点、片倉喜範先生が農学（食品機能性）の観点から、それぞれ導き出したミトコンドリア活性の秘密。

それは何か特別なことではなく、当たり前のこと。

誰もが続けることのできるちょっとした生活習慣によって、あなたのミトコンドリアはぐんぐん元気になり、いくつになっても活力あふれる毎日をこれからもずっとサポートしてくれます。

この本ではそんなノウハウを解説し、日々の生活に活かせるようわかりやすくお伝えします。読み進めながら実践し、ミトコンドリアの活性を日々実感してください。

# 目次

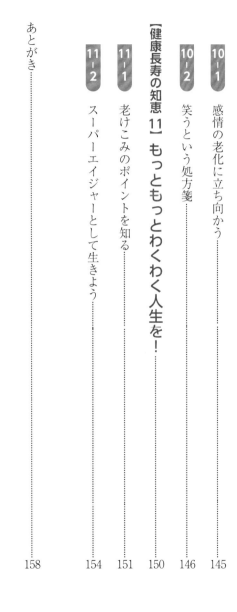

※本文中、不調や病気に効果があるとされる成分や素材、食品群は、その効果を保証するものではありません。

第1章

# 健康長寿のために知っておくべき
# ミトコンドリアとは何か？

## どの世代にも立ちはだかる壁
## 健康リスクとミトコンドリア

だれもが健康長寿の人生をまっとうするために、ミトコンドリアはとても重要な体内器官です。本章では、あまりに微小なため研究が遅れ、これまでよくわかっていなかったミトコンドリアの正体について解説します。

まず、人生に立ちはだかる病の壁について、お話しいたします。

中年期以降の年代を追ってみますと、40代になると大きく立ちはだかるのが糖尿病という壁です。

厚生労働省の調査（＊1）によれば、**日本人男性の18・1パーセント、女性の10・5パーセントに糖尿病が強く疑われる**そうです。とくに40歳を過ぎると増え始めて、以降の人生に深刻な影響を与えます。40歳で糖尿病を患っている人は、糖尿病でない人に比べて、**男性で8・8年、女性で6・6年、平均余命が短い**というデータ（＊2）もあります。

次にがんの壁です。日本人が一生のうちにがんと診断される確率は、男性で65パーセント、女性で51・2パーセント（＊3）。さらに日本人が**がんで死亡する確率は、男性で**

**26・2パーセント、女性で17・1パーセント**となっています（＊4）。

まさに、健康長寿の前に立ちはだかる最大の壁です。そして50歳を迎えて以降、男女を問わずがんのリスクは高まります。

40歳の人が50歳までにがんと診断される確率は、男性が1・6パーセント、女性が4・2パーセント。ところが50歳の人が60歳までにがんと診断される確率は、男性が5・2パーセント、女性が6・7パーセント。とくに**男性の場合、50代の罹患リスクは40代の3倍以上にも跳ねあがる**のです。

糖尿病とがんの壁を乗り越えながら60代を迎えると、こんどは認知症のリスクが高まります。認知症の有病率は年齢とともに増加します。いま、**65歳以上の16パーセントが認知症であると推計**（＊5）されています。これが、80歳代の後半になると男性の35パーセント、女性の44パーセントにまで拡大します。

これらの数字を見ていくだけでも、健康長寿を目指すすべての皆さんにとって、40代の糖尿病、50代のがん、60代を越えてからの認知症と、それぞれの世代に立ちはだかっている壁の高さがわかります。

これらの健康長寿を目指す私たちの行く手に立ちはだかる難関、および現代の深刻な課題のひとつである少子化に繋がる不妊が、じつは医学的にはすべてミトコンドリアの機能不全が共通の原因であるということがわかってきました。

加齢プラス乱れた生活習慣によって次第に衰えていくミトコンドリアの機能が、糖尿病を招き、がんを引き寄せ、そして認知症へと追い込むというわけです。つまり、言いかえれば、生活習慣を正していくつになってもミトコンドリア活性を維持できるなら、これらの壁を乗り越えて健康長寿の人生を歩むことも可能です。

## 人間を自動車にたとえるなら ミトコンドリアはエンジンです

日本の総人口は2021年9月15日現在1億2522万人で、前年に比べて51万人減少。10年連続で減少の幅が拡大しています（＊6）。65歳以上の高齢者人口は3640万人で全体の約30パーセントを占めており、前年に比べて22万人増加しています。

すべての日本人のうち百歳を越えている方は8万6510人です。つまり、この数字から単純に算出すると、**日本人が百歳まで生きることができる確率はわずかに0・07パー**

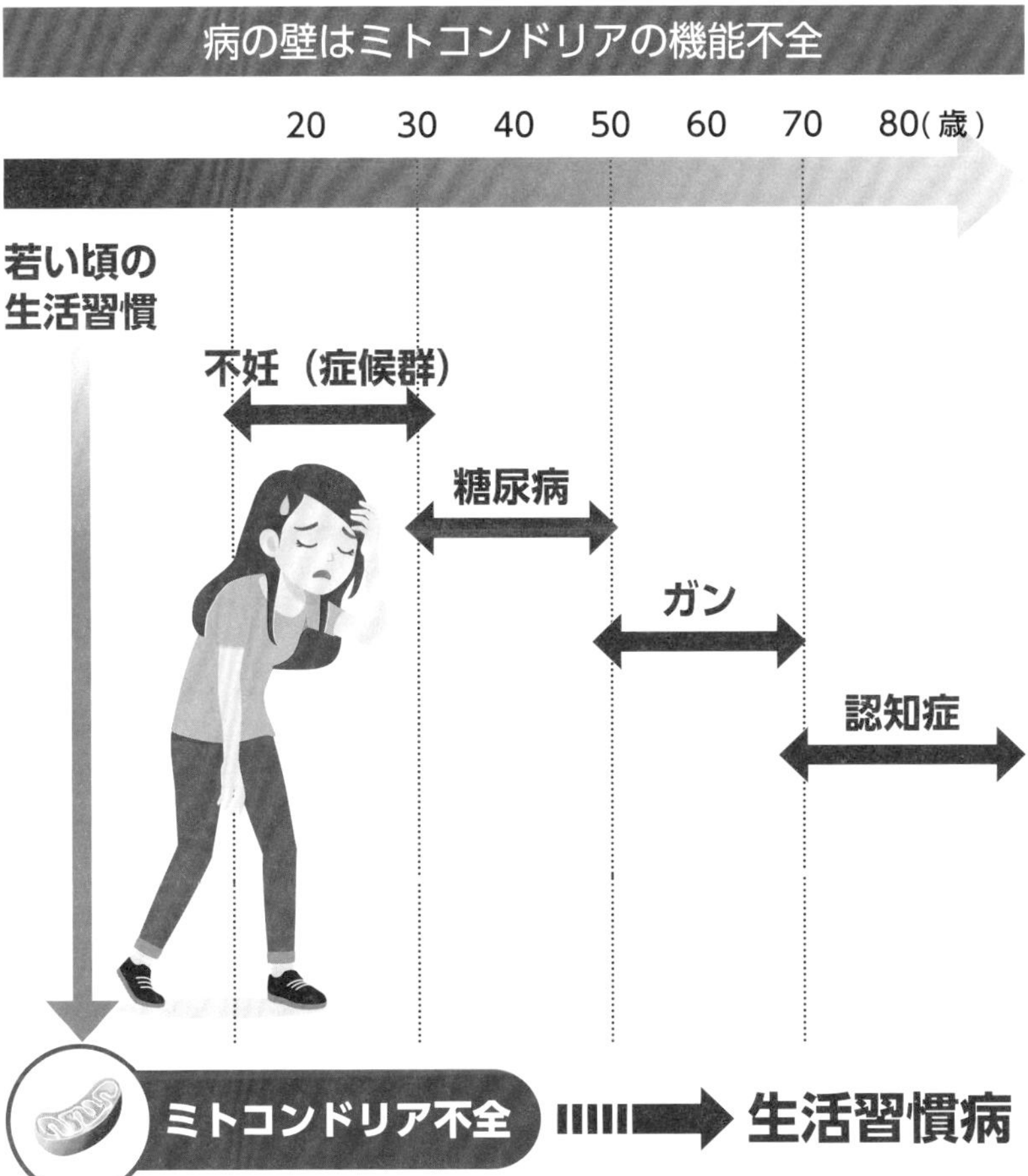
病の壁はミトコンドリアの機能不全
20 30 40 50 60 70 80（歳）
若い頃の生活習慣
不妊（症候群）
糖尿病
ガン
認知症
ミトコンドリア不全
生活習慣病

**セント**になります。

健康長寿を願うからには、なんとかしてこの0・07パーセントに加わりたいものです。

しかも立ちはだかるいくつもの壁をものともせず、健やかに元気はつらつと。

その大きなカギを握るのがミトコンドリアというわけです。

では、ミトコンドリアとはそもそも何なのでしょうか？

ミトコンドリアは、**人間を含むあらゆる生物の細胞内に存在している小器官で、すべての細胞活動や代謝過程に必要なエネルギーを提供する役割を担っています。**

自動車にはエンジンがあって、それにガソリンを入れて燃焼させ、エネルギーを生み出し走るようになっています。同様に私たち人間にとって、食べたものは体内でエネルギーになるＡＴＰ（アデノシン三リン酸）（※ｉ）を産み出すために必要な原材料、いわばガソリンです。この食べ物からＡＴＰを作り出すというエンジンのような役割を果たしているのがミトコンドリアです。

ＡＴＰは、結合しているリン酸基が離れてＡＤＰ（アデノシン二リン酸）になるときにエネルギーを放出し、リン酸基が再び結合してＡＴＰに戻ることでエネルギーを蓄えます。この繰り返しにより得られるエネルギーが、身体を動かす、心臓を動かす、筋肉を動

---

※ｉ　ATP：adenosine triphosphate の略。地球生物の細胞は、ATP を経由し物質のエネルギーを利用しているため、「生体のエネルギー通貨」とも言われている

## エネルギーを産み出す ATP

下図左側の ADP はリン酸基（P）が 2 つ結合している。ミトコンドリアの内側に存在する酵素群により、ADP にリン酸基（P）を加えることで ATP が生成され蓄えられる。逆に ATP からリン酸基(P)を分離し、ADP を生成することでエネルギーが放出される。

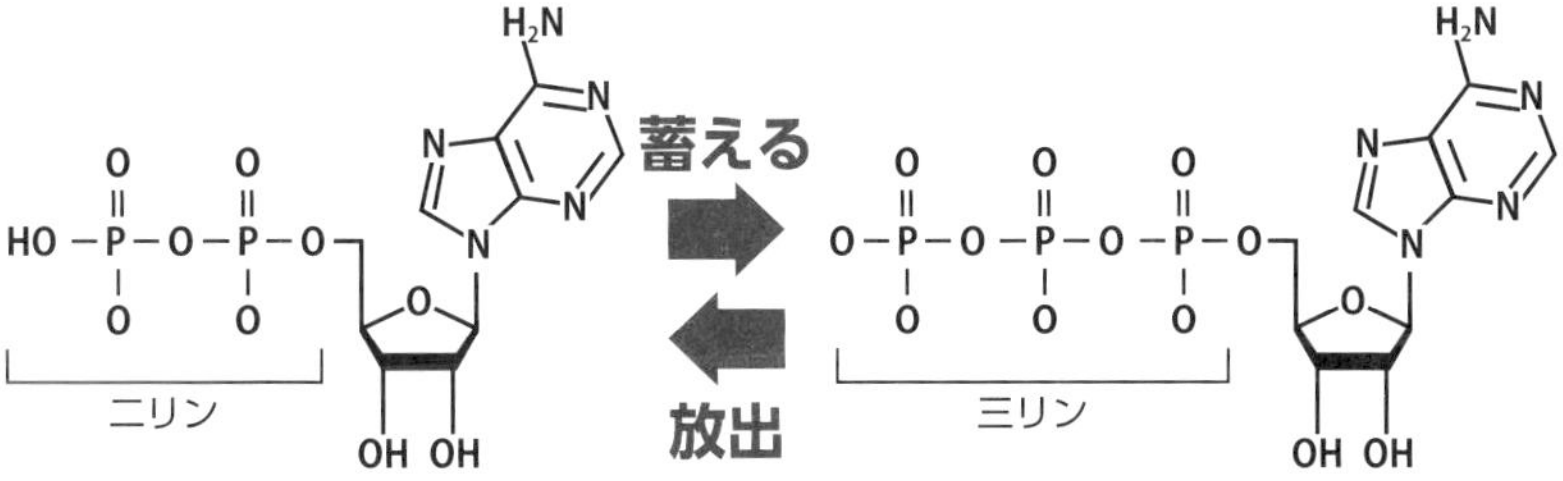


**ADP**
**(Adenosine Di-Phospate)**
アデノシン二リン酸

**ATP**
**(Adenosine Tri-Phosphate)**
アデノシン三リン酸

**人の全エネルギーの**
**40 パーセントは**
**ATP で賄われている**

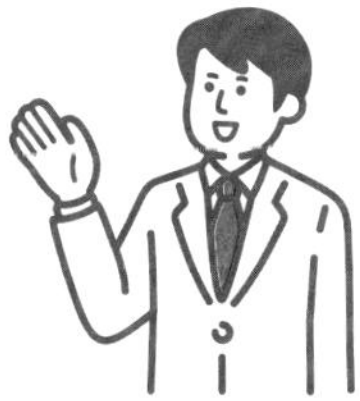

かす、胃や腸を動かす、呼吸をする、代謝を行うなど、あらゆる状況で利用されています。

つまり、私たちが生きていくために必要不可欠な物質です。

ですから、ミトコンドリアが頑張ってＡＴＰを作り続けてくれなければ、私たちはあらゆる生命活動を営むことができません。先にあげた病の壁は、加齢や生活習慣の乱れによってミトコンドリアが不活性化し、ＡＴＰ産生が衰えていくことが大きな原因です。

ミトコンドリアを、生涯を通じて活性化すること。

それが、本書の目的です。

薬や医療に頼ることなく、生活習慣の知恵を身に付けミトコンドリア活性のコツを得るために、さらに深くミトコンドリアの秘密を解き明かしていきます。

## 地球誕生から始まる
## ミトコンドリア悠久の物語

地球はいつできたのか？

そのような遠大な過去からさかのぼって解説していきます。

現在の定説では、地球の誕生はいまから約46億年前。当時はまだマグマで覆われ、非常に高温でした。時間が経つにつれて、表面は固まり、土や岩石へと変化していきました。しかし、内部は高温のまま液状で残り、地球の内部構造が形成されていきました。しだいに地球が冷え始めると、原始大気中の水蒸気が雨となって地表に降り注ぐようになりました。この強い雨によって、地球上に蒸発しない水が貯まり、ついに海が形成されたのです。

約30億年前、その海の真っ暗で深い底に地球最初の微生物が発生します。現在私たちが知る細菌や古細菌に分類される生物の祖先で、シアノバクテリア（※ii）という名前がついています。このバクテリアはどのようにしてエネルギーを得ていたかというと、まだ地球環境に酸素がなかったため、**海中の1個のブドウ糖を分解して2個のＡＴＰを作り出す（解糖系）**という方法でした。

つまり、最初は酸素がなくても生物は生きていくことができたのです。このような**酸素を使わないエネルギー代謝の性質を嫌気的代謝**（※iii）**といいます**。

海の底で発生したシアノバクテリアは次第に増殖し、生息範囲を広げていきました。シアノバクテリアは海の浅いところにまで広がって、はじめて太陽光を浴びました。す

※ii　シアノバクテリア：Cyanobacteria、藍藻とも呼ばれる。30 億年から 25 億年前に地球上に出現し、酸素発生型光合成を始めた初めての原核生物

※iii　嫌気的代謝：細胞への酸素供給量が需要より低下したときに起こる代謝

るとその一部は、光合成を行うように進化します。そして進化したシアノバクテリアは、光合成を通じて二酸化炭素から糖分を生成し、その過程で酸素を放出します。

この酸素放出量が徐々に増え、次第に地球の大気に酸素が含まれるようになりました。やがて、いまの地球環境と同様に21パーセントの酸素を含む大気が形成され、酸素を用いて生命活動を行う新しい微生物が生まれてきます。それがミトコンドリアです。

ミトコンドリアは、エネルギーを生み出す仕組みがシアノバクテリアとは異なっています。**酸素を用い、炭素を持った物質（炭素化合物）なら何でも分解してエネルギーに変えるという好気的代謝**（※ⅳ）**が可能になったのです。**

シアノバクテリアはブドウ糖しかエネルギー源に用いることができなかったのですが、ミトコンドリアは摂取した炭素化合物なら何でも活用することができます。その結果、**シアノバクテリアが1分子のブドウ糖から2個のＡＴＰしか作り出せなかった（解糖系）のに、ミトコンドリアは酸素を用いて簡単に炭素の分子を分解しシアノバクテリアの18倍、36個ものＡＴＰ産生が可能（ミトコンドリア系）**になりました。

ものすごい進化を遂げた微生物だったわけです。

---

※ⅳ　好気的代謝：酸素を用い、嫌気的代謝の分解産物に残ったエネルギーを、時間をかけて効率よく取り出す代謝。そのエネルギーによりADPとリン酸が結合しATPを産生する

## ミトコンドリアの働き

ミトコンドリアは、酸素を使って炭素化合物を分解して ATP を産生し、余ったものは水と二酸化炭素として排出する。それが好気的代謝で、エネルギーや体温を創る源となっている。

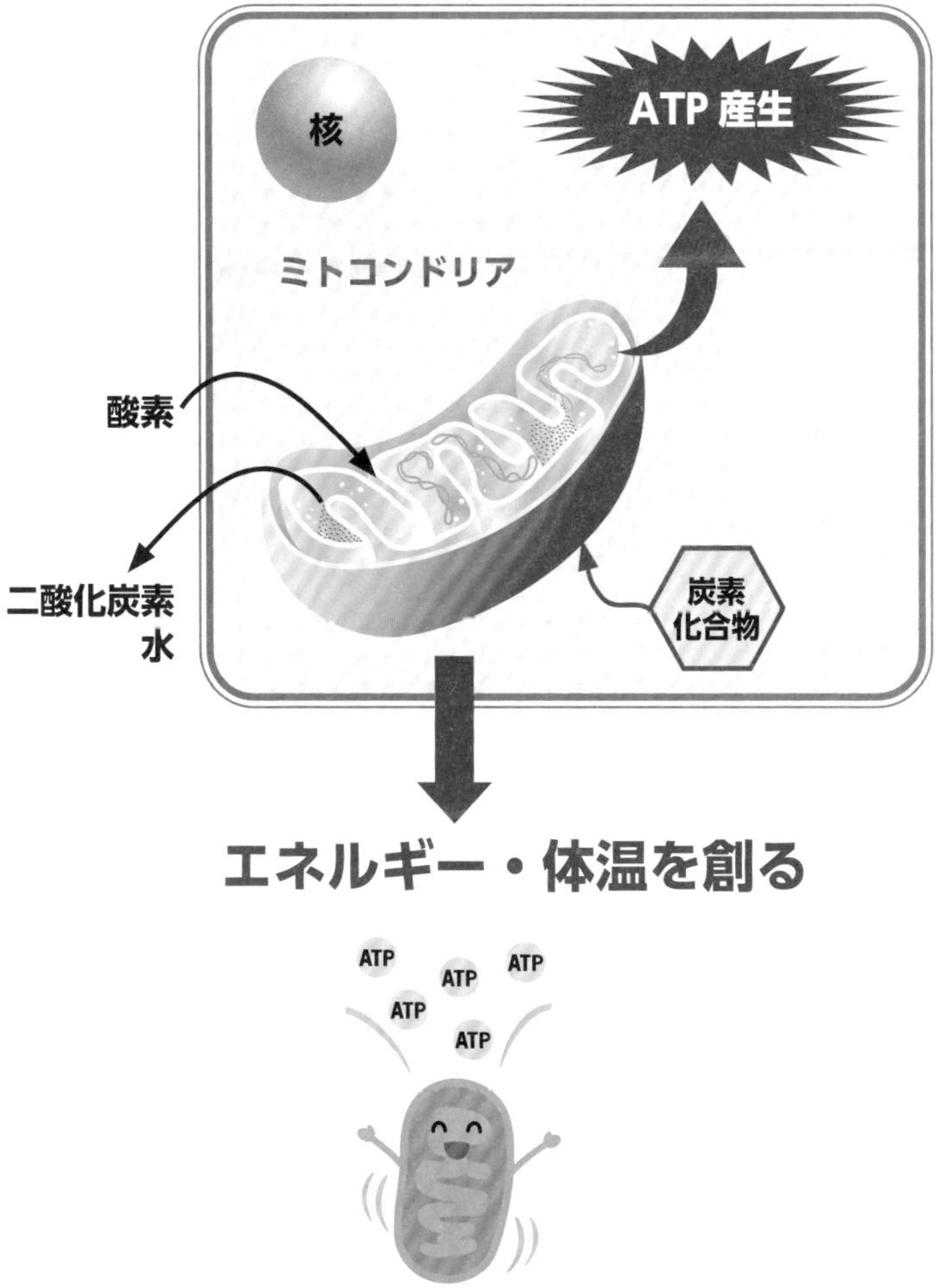

## 36＋2で生存力アップ 二つのエネルギーシステムの合体

やがて、地球上の生命体に驚くべき変化が訪れます。

ミトコンドリアとシアノバクテリアが、一つの細胞内に同居するようになったのです。この合体が行われたのはいまから27億年近く前といわれており、以降この生命のシステムは現在へと続いています。鳥も、豚も、植物も、そして約37兆個の細胞を持つ人間も、**多細胞生物はすべてミトコンドリア系と、シアノバクテリアから受け継いだ解糖系の二つのエネルギー産生システムを持つハイブリッド型で生命を維持**しています。

ほとんどの細胞内で、無酸素の解糖系から2個と有酸素のミトコンドリア系から36個、この二つを用いてブドウ糖から計38個のATPを産生しています。そしてここで分解されたものは、無害な二酸化炭素と水となって体外に排出されます。

この組み合わせが生命の維持にとても有効なシステムだったため、20数億年もの間変わることなく、いま生きているすべての生物に引き継がれています。

ではミトコンドリア系と解糖系のそれぞれのエネルギー産生のメカニズムを比較してみ

## ミトコンドリアの起源

原始の地球に誕生した「シアノバクテリア」はエネルギー産生システムとして解糖系しか持っていなかった。その後、酸素を使って大量のATPを作ることができるバクテリアが出現し、シアノバクテリアと共存して、ミトコンドリアに進化したといわれている。

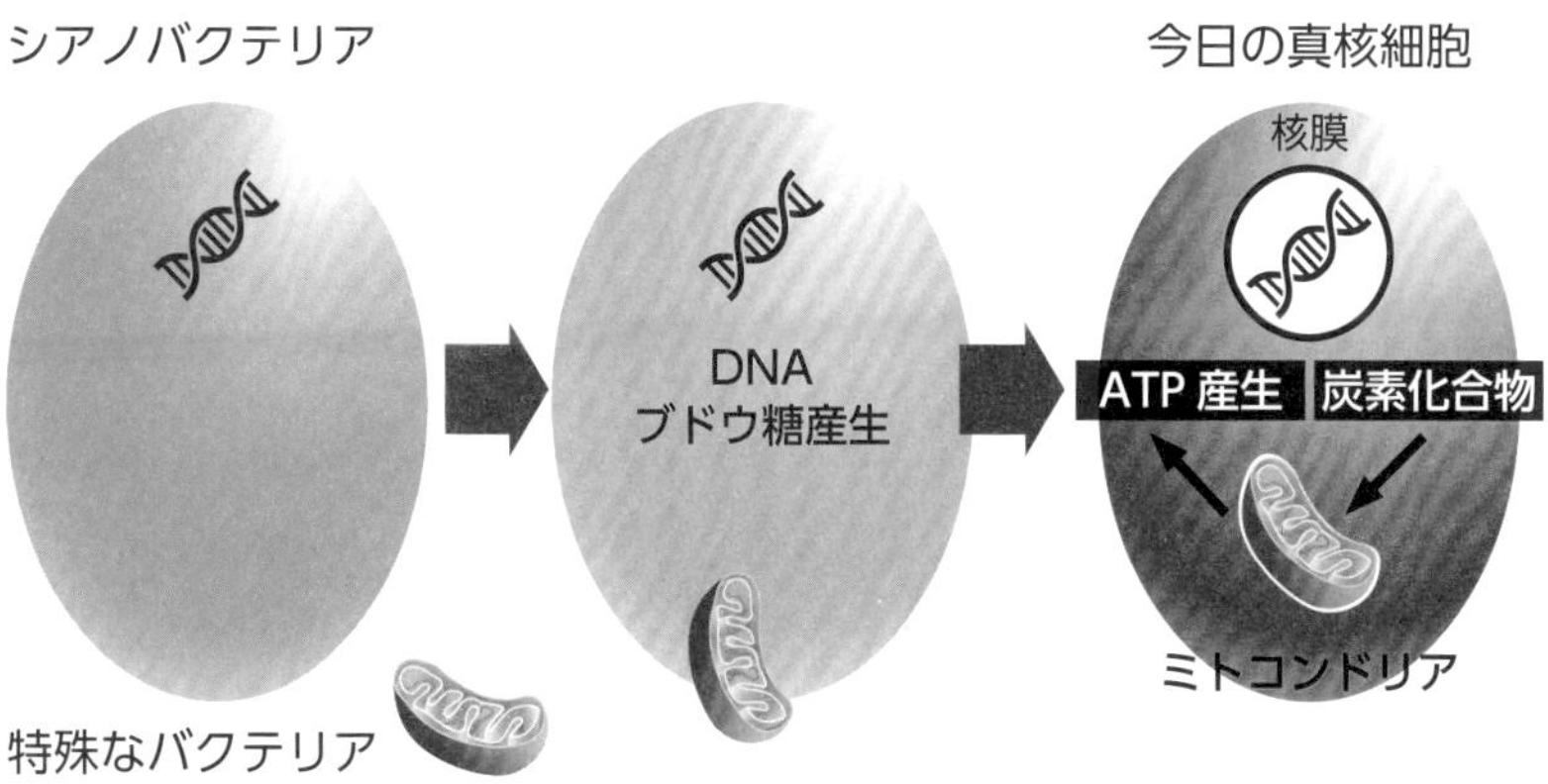


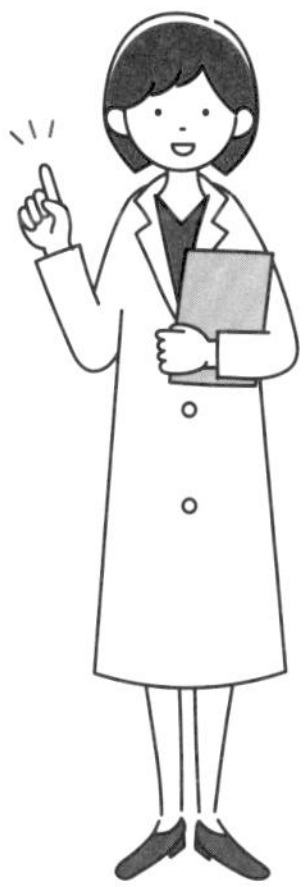

ましょう。

まず、ミトコンドリア系は酸素を活用することで、解糖系に比べて非常に大きなエネルギーを産み出すことができるようになりました。酸素というのは、すべての元素の中でもっとも反応性の強い、いわば暴れん坊です。ですので、さまざまな炭水化物にぶつかるだけで、あっという間に炭素の結合を切って分解してしまいます。こうして多くのエネルギーを生み出すことができるのです。

人の臓器でもっとも大きいものは肺になります。単体だと肝臓のほうが大きいのですが、左右二つ合わせると、肺のほうが体積が大きくなる。なぜそのような大きさが必要かといえば、ミトコンドリアがそれだけ多くの酸素を求めているからです。

ミトコンドリアの働きを支えるには、これだけ大きな肺で大量の酸素を送り込んであげなければなりません。

成人の安静時の肺活量は、約3リットルです（男性は3から4リットル、女性は2から3リットル）。そのうちの21パーセントが酸素ですから、3リットルの21パーセント、約600ミリリットルの酸素が一回の呼吸で体内に取り込まれています。

安静時の呼吸数は1分間に約12回ですので、人は1分間に7・2リットルの酸素を吸っていることになります。１時間だとその60倍で、さらに１日だとさらにその24倍です。**これほど大量の酸素を、もっとも大きな臓器である肺を使って取り込んで、体内のミトコンドリアに供給し炭素化合物から36個のＡＴＰを生み出しています。**

このダイナミックな動きに比べると、解糖系はかなり地味に見えます。**酸素を使わないため、その工程に膨大なエネルギーが必要で、効率が悪く2個のＡＴＰしか作り出すことができません。**ＡＴＰ産出のパワーだけで比較すると、解糖系はミトコンドリア系の18分の１にしか過ぎないのです。

けれども、解糖系が今でも体内で機能しハイブリッドであることには、それだけでは測ることのできない生命維持のための利点があり、20数億年も変化しない完成したシステムとしての理由があるはずです。

## ライオンに食べられないために？無酸素と有酸素のハイブリッドを実現

ミトコンドリアを活性化するためには運動することが非常に重要です。けれども、日ごろは意識していないのですが、同じ運動でも種目によって解糖系かミトコンドリア系か、用いるエネルギー産生の方法には大きな違いがあります。

たとえばオリンピックの100メートル走でメダルを争うような場合、このとき選手は呼吸をしていません。スタートからゴールまで息をとめて無酸素で走っています。つまり、**100メートル走の選手の筋肉は、解糖系だけで動いています。**

逆にマラソンの選手は有酸素で走ります。**長距離走に挑むには、ずっとリズミカルに呼吸を繰り返し、たくさんのミトコンドリアの頑張りが必要になります。**マラソンの選手がよく高地トレーニング（※v）を実施するのは、酸素の少ないところに行くと細胞がミトコンドリアの数を増やして酸素不足を補おうとするからです。

標高2000メートル、あるいは3000メートルの酸素の薄い場所でトレーニングすることでミトコンドリアの数を増やし、平地に戻ったときには呼吸で得られる酸素量も通常に戻っていますから、細胞は大量のエネルギーを作り出すことができるよう変化しているのです。

以上のようなそれぞれの特徴を知ると、**生物には解糖系の瞬発力と、ミトコンドリア系の持続力の両方を併せ持つ必要があった、**だからハイブリッドのシステムがとても都合が

---

※v　高地トレーニング：標高が高く気圧が低い「低圧低酸素環境」に一定期間滞在し、トレーニングすること。低酸素による負荷の強化より、酸素運搬能力等の増強をはかる

## 正常細胞におけるエネルギー産生の仕組み

解糖系は、ブドウ糖をピルビン酸に分解し、この過程で 2ATP のエネルギーを産生する。電子伝達系とはミトコンドリア内膜に存在する反応系で、ピルビン酸が電子伝達系で利用されることで 36ATP のエネルギーを産生する。

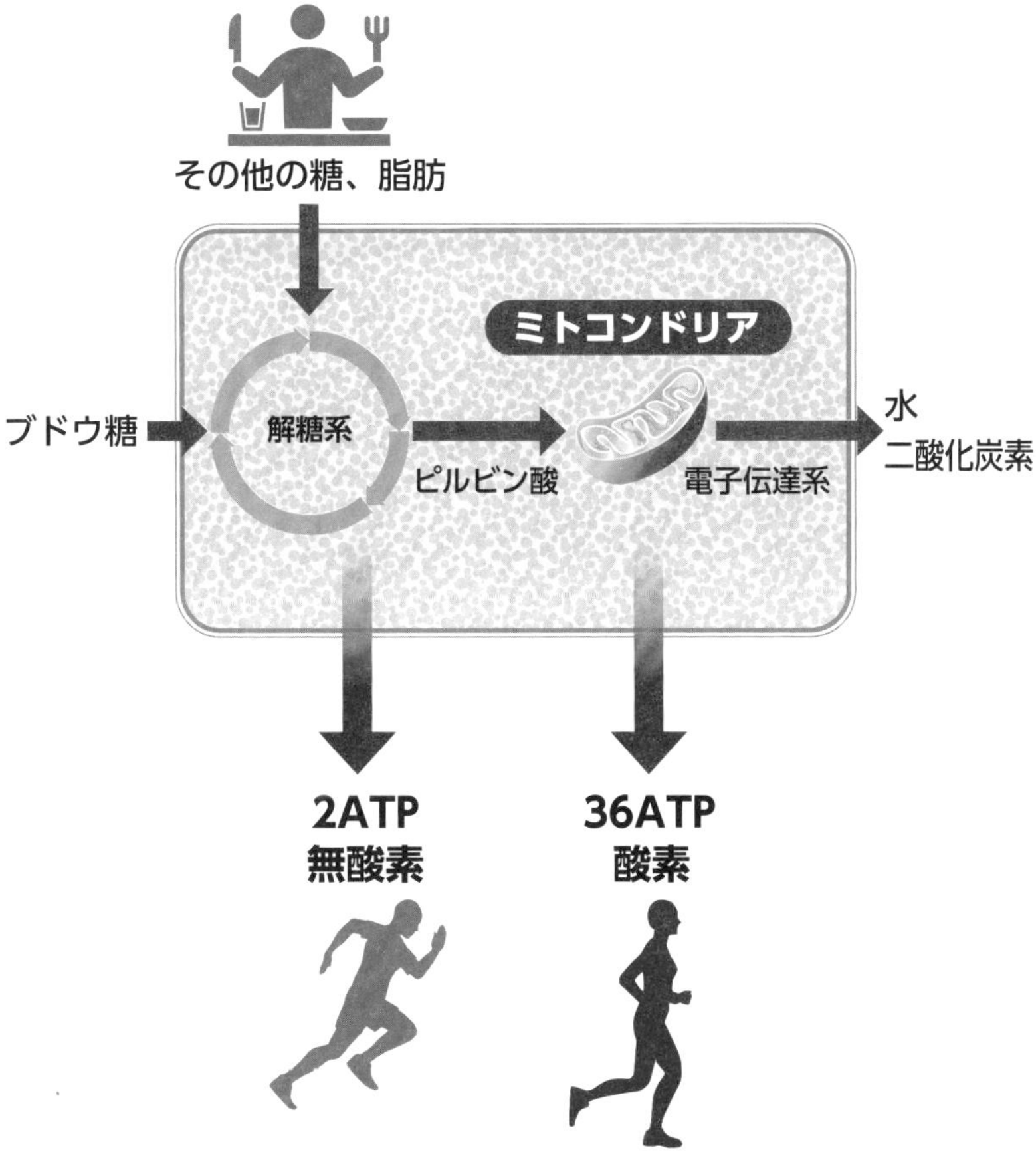

よくて、長きにわたりその体制を持続してきたと考えられます。

たとえば、以下のような状況を想像してみることができます。

太古の昔、草原を歩いていた私たちの遠い祖先が猛獣に遭遇したとします。かりに、それをライオンとしましょう。少しでもライオンが襲い掛かるそぶりを見せたなら、祖先の人間はそれこそ必死になって、全力で走って逃げたでしょう。このときの必死の走りは、まさに100メートル走のように無酸素です。少しでも早く走らなければ、すぐに追いつかれてライオンの餌食になってしまいます。

うまくライオンから逃げ延びたとしても、すぐに安心するわけにはいきません。辺りには別のライオンが潜んでいるかもしれませんし、遠くから執拗に追いかけてきている可能性もあります。無酸素の全力走行は長続きしませんが、それでもなるべく速やかに少しでもこの場所から離れる必要があります。

このとき、私たちの遠い祖先はマラソン選手のようにリズミカルに呼吸しながら先へと急いだと想像されます。長距離をなるべく急ぎで移動するには持続力が頼りで、ミトコンドリア系の有酸素エネルギーが必要となります。

いずれにせよ、**解糖系とミトコンドリア系の両方をエネルギー産生システムとして備え**

## ２つのエネルギー供給システム

解糖系とミトコンドリア系のエネルギー産生システムを持つことによって、瞬発力と持続力の両方を手に入れ生存確率を高めることができた。

**解糖系**

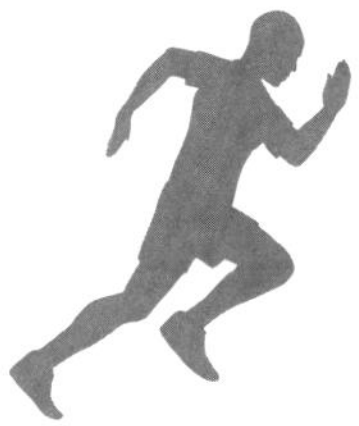

◉ 100 メートル走などの瞬発的な運動

◉無酸素

◉原料はブドウ糖

**ミトコンドリア系**

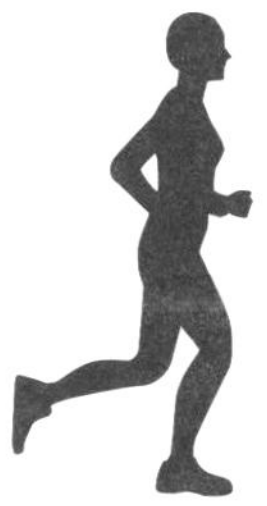

◉マラソンなどの持久運動

◉有酸素

◉原料は解糖系の産出したピルビン酸など

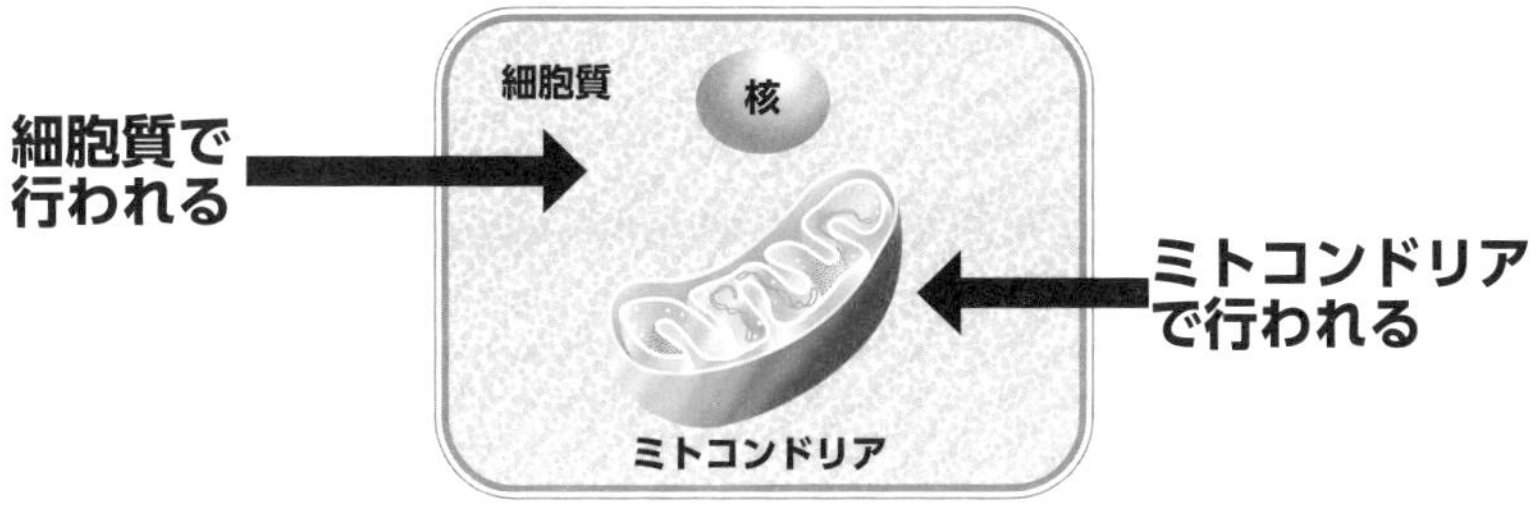

**ていたほうが生存確率は高まります**。こうして現在生存している多くの多細胞生物は、このハイブリッドシステムを受け継いだと考えることができます。

## 知っておきたいがんとミトコンドリアの奇妙な関係

このようなミトコンドリアの仕組みや機能について多少でも理解を深めることが、ミトコンドリアと上手に付き合い、健康長寿を実現するためのノウハウを身に付ける助けとなります。

ここで病気とミトコンドリアの関係について確認してみましょう。

ミトコンドリアにまつわるミステリーの中でも、がんとの関係性については諸説紛々《しょせつふんぷん》で未だ明快な答えは出ていません。けれども、ミトコンドリアがここでも重要なファクターであることは間違いありません。ここにある「なぜ？」に迫ることは、がんを乗り越えるための手掛かりともなるはずです。

まず、がん細胞と正常細胞では何が違っているのでしょう。

**がん細胞には瞬時も休むことなく分裂し、転移していくという基本的な性質があります**（＊7）。そのため、通常細胞よりもはるかに大きなエネルギーを必要とします。このような場合、普通に考えられる手段は細胞内のミトコンドリアの数を増やし、マラソン選手のようにどんどんＡＴＰを産み出すことです。

ところが、がん細胞はまったく逆にミトコンドリアの活動を停止しています。多くのエネルギーを必要としているのにもかかわらず、わざわざ18分の１しかＡＴＰを作ることができない解糖系だけを使って生きようとする。

**ミトコンドリアをまったく使わないという、とても奇妙な行動を選択している**わけです。あくまでも推論ですが、以下のようなことが理由として考えられます。

**暴飲暴食などの不健康な生活習慣を継続すると、健康に悪影響を与え体内の組織が低酸素状態になることがあり、そのような状況下で正常な細胞が生き残るためには多くの酸素を必要とするミトコンドリアが邪魔になってしまいます。**

また、酸素が不足したミトコンドリアが、自らの生存のために暴走し生物的なトラブルを引き起こす可能性もあります。まるで食糧不足が引き金となって社会不安が高まり、市民が暴動を起こすかのように予期せぬ自滅的行動をとるかもしれません。

ですから、政府が事態の沈静化をはかって世の中の維持に努めるように、細胞が過剰に空腹な状態にならないためにも、ミトコンドリアには酸素が供給されるまで静かに休んでいてもらう必要があります。そうしないと、細胞自体が滅んでしまう可能性があるからです。

がん細胞がミトコンドリアを使わなくなったのは、大枠ではこのような理由からだと考えられます。これは細胞にとっては、極めて合理的な仕組みであることがわかります。

ほかにもいろいろな解釈がありますが、決定的な答えはまだ得られていません。

ただし、共通していえることは、**何も細胞はあなたにダメージを与えたくてがん化するのではない**ということです。**原因の多くは、あなたの生活習慣です**。それにより引き起こされた低酸素の状況下で、何とか細胞が生き残るための窮余の策として、大切なミトコンドリアの機能を停止するという方法を選ばざるを得なかった。

そう考えると、いつも細胞内で頑張ってくれているミトコンドリアに感謝し、暴飲暴食や喫煙などの良くない生活習慣を健全化することが、あらためて健康長寿の決め手であると納得できるのではないでしょうか。

## 正常細胞とがん細胞のエネルギー産生の違い

がん細胞は生活習慣により引き起こされた無酸素（低酸素）の状況下で、酸素を必要とするミトコンドリアの働きを停止し、ブドウ糖からエネルギーを得る解糖系だけで活動するようになったと考えられている。

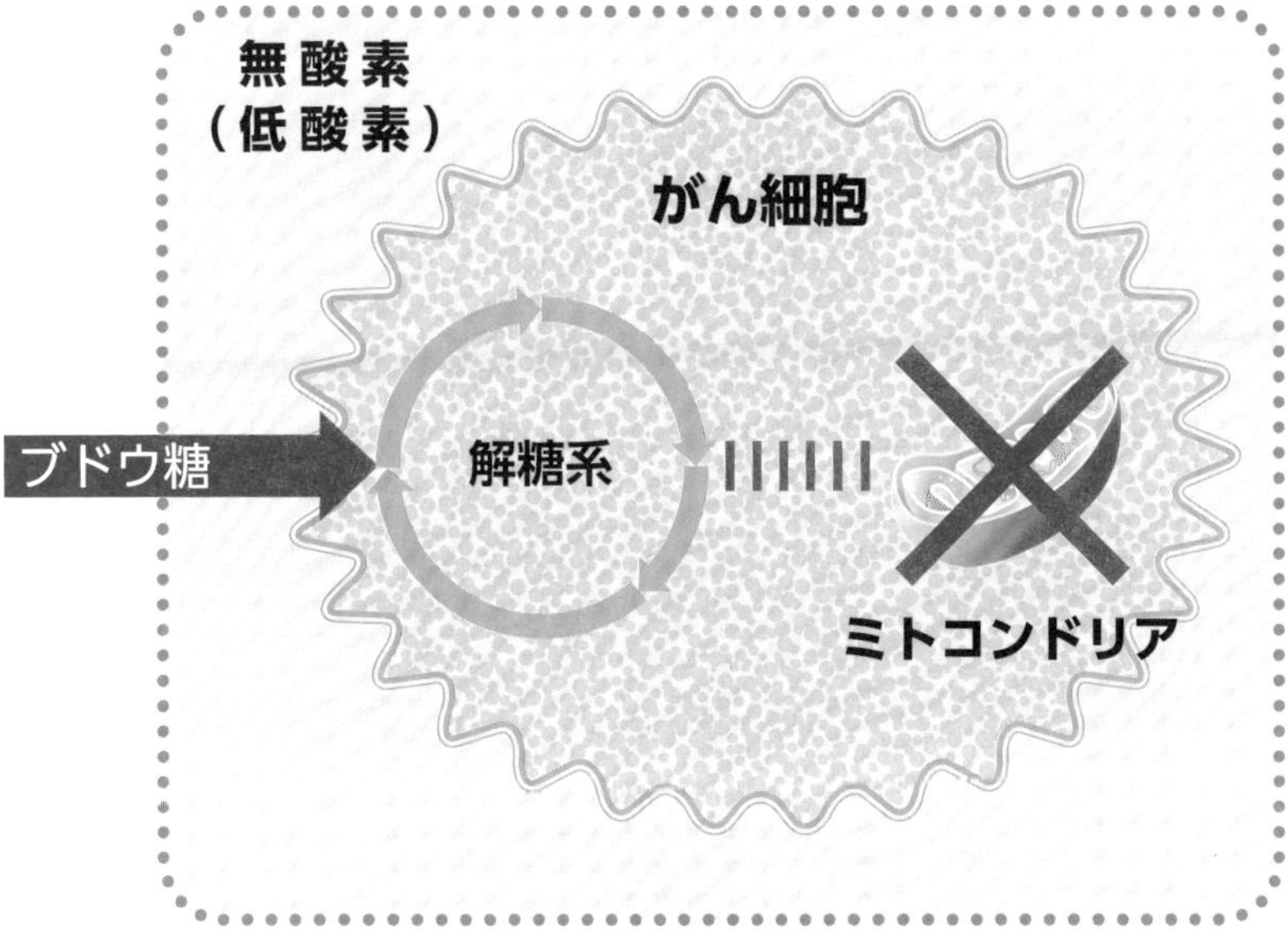


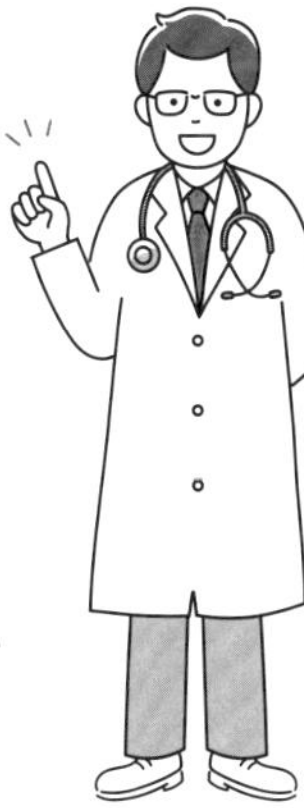

## だからミトコンドリア活性で健康長寿の壁を乗り越えよう

本章の最後に、日本の大きな課題である少子化にもつながる不妊症についてお話しをさせていただきます。女性は生まれたときから持っている以上に、新たに卵子を作り出すことはできません。ですから10歳の女児の卵子は10歳であり、50歳の女性の卵子も50歳となります。

もし現在、あるいは過去に**過度な喫煙や暴飲暴食などの乱れた生活習慣があったとしたら、その影響は蓄積し卵子に損傷が生じる可能性があります。**これにより、受精後に卵子のミトコンドリアが適切に機能せず、胎児の発育が阻害され、結果的に流産や染色体異常を引き起こすかもしれないのです。

ですから、妊活においてもミトコンドリアがしっかり機能するよう生活習慣を改善することは、妊娠や出産に直結する課題であるといえます。

妊娠率改善のために行われるミトコンドリア移植では、**他の卵子から多数のミトコンドリアを取り出して、体外受精後子宮に戻す卵子に移植しミトコンドリアの数を大幅に増や**

## 精子と卵子とミトコンドリア

精子の頭部・中片部・鞭毛の３つのパーツのうち、中片部をミトコンドリア鞘（さや）と呼び、ここにあるミトコンドリアの働きによって、精子の動きがコントロールされる。卵子には通常の細胞の約 100 倍にあたる 10 〜 20 万個のミトコンドリアが存在しており、加齢と共にミトコンドリアが減少・劣化することで卵子の質が落ちる。

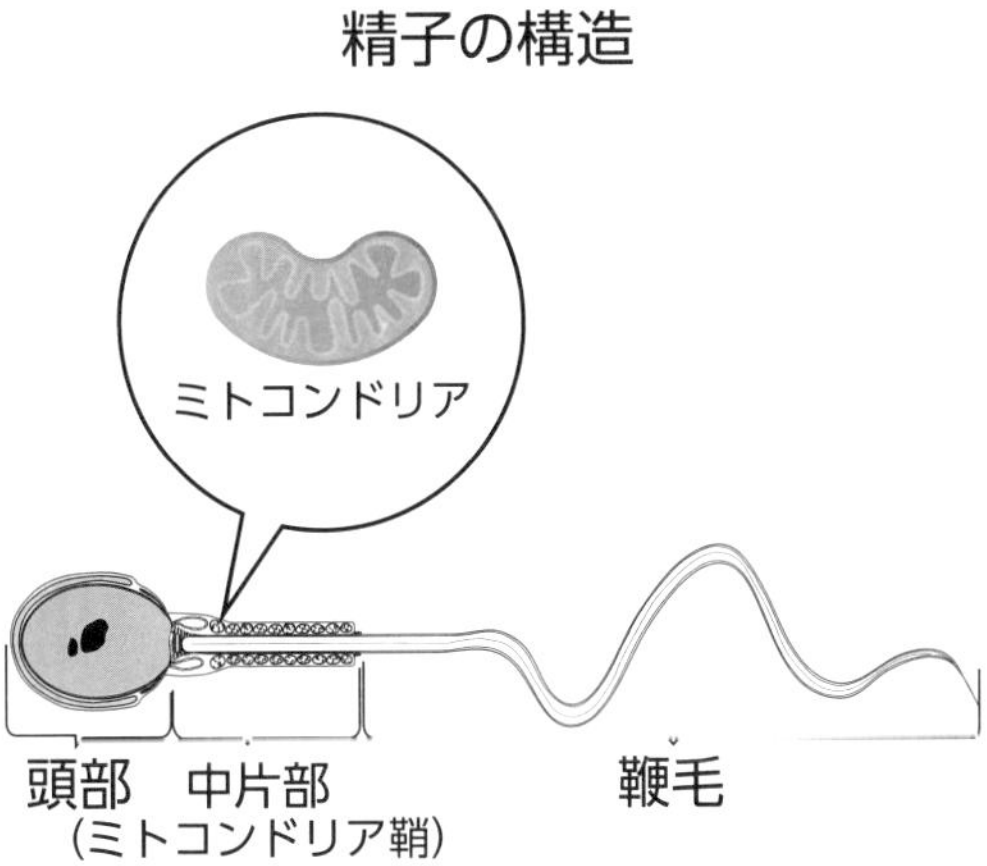


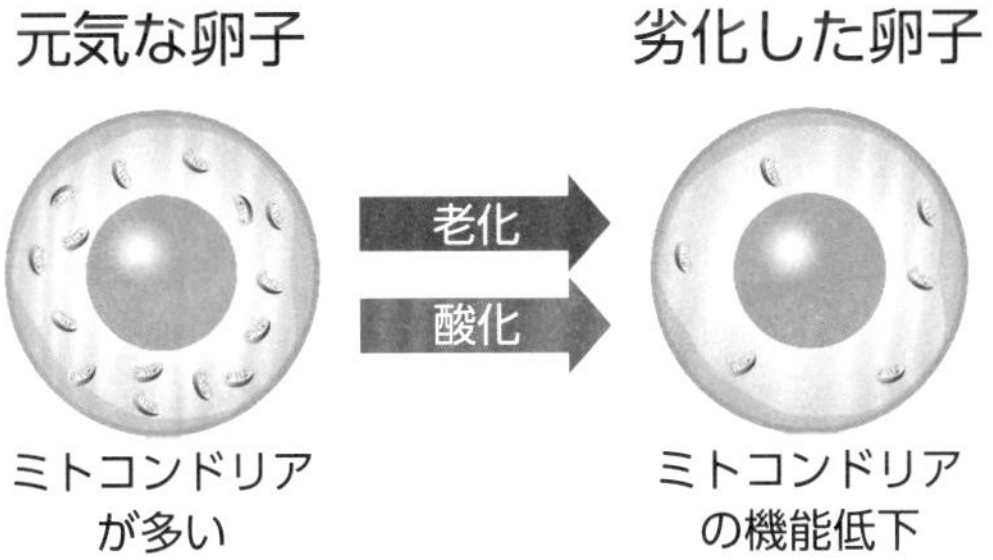

**します**（＊8）。まだ臨床試験の段階ですが、それによって高齢での妊娠も可能であることが実証されています。

つまり、**ミトコンドリアの量を増やすことで、卵子を若いころのように元気な状態に戻すことができるのです**。

糖尿病や認知症も同様に、ミトコンドリアの機能を回復することが症状の改善に有効であることが明らかになっています。がん細胞の場合もメカニズムはシンプルです。散歩などの有酸素運動やそのほか酸素を補給できる手段を確保し、低酸素状態だった組織に酸素が十分供給されるようにしてやればいいのです。

健全なミトコンドリアは、私たちが健康長寿を達成するために必要不可欠です。研究が進むにつれ、その重要性が次々と明らかにされています。細胞そのものの機能を若返らせてしまうかもしれない、そんな可能性すら秘めています。

けれども、私たちにとって本当に必要なことは、最先端の治療に頼って病気を治すことではなく、ミトコンドリア活性を通じていつまでも元気な体を作り健康を維持していくことです。そのためには生活習慣の改善に勝る薬も治療法もありません。

ですから、本書の第3章からは毎日の生活の中で無理なく継続できる、ミトコンドリア

## ミトコンドリアとエネルギー産生

全身の細胞一つ一つに存在しているミトコンドリアは、大量のエネルギーを使う細胞にはその数も多く、ミトコンドリアが生み出すエネルギーを「地産地消」的に消費している。

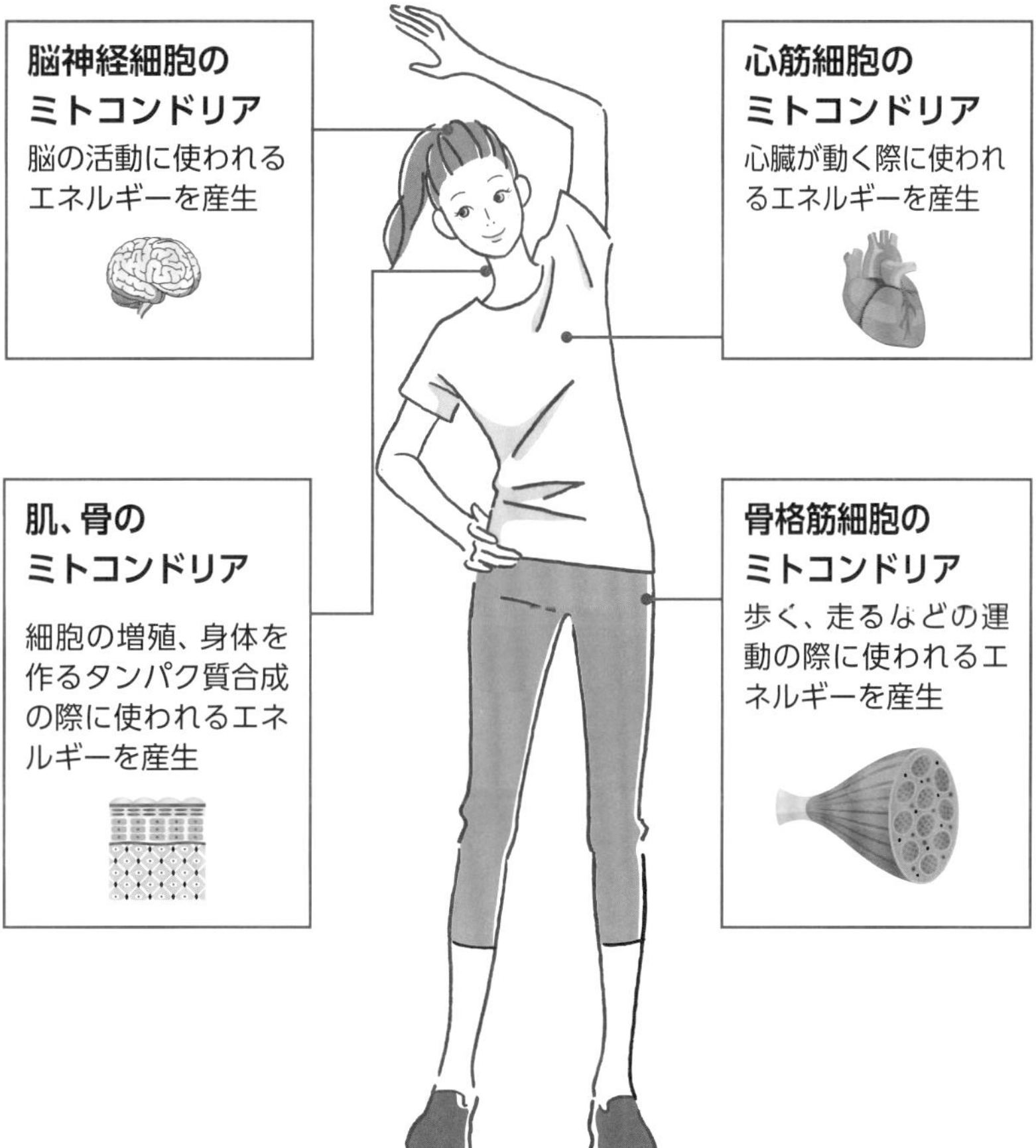
脳神経細胞の
ミトコンドリア
脳の活動に使われるエネルギーを産生
心筋細胞の
ミトコンドリア
心臓が動く際に使われるエネルギーを産生
肌、骨の
ミトコンドリア
細胞の増殖、身体を作るタンパク質合成の際に使われるエネルギーを産生
骨格筋細胞の
ミトコンドリア
歩く、走るなどの運動の際に使われるエネルギーを産生

活性のための生活習慣について解説いたします。
地道で遠回りのような毎日の小さな積み重ねが、健康長寿への近道です。

## 注釈

＊1　調査：平成 29 年「国民健康・栄養調査」の結果 ( 厚生労働省 2018 年 9 月 11 日 )

＊2　データ：糖尿病の有無別にみた 40 歳からの平均余命（NIPPON　DATA80、24 年追跡データより試算、男女別）

＊3　データ：がん情報サービス、最新がん統計より。2019 年データに基づく

＊4　データ：がん情報サービス、最新がん統計より。2021 年データに基づく

＊5　推計：東京都健康長寿医療センター研究所、認知症と共に生きる高齢者の人口データより

＊6　総務省統計局、高齢者の人口より
https://www.stat.go.jp/data/topics/topi1291.html

＊7　がん細胞の性質：がん細胞は自律的に増殖を続け、周囲にしみ出るように広がる浸潤や体のあちこちに転移を繰り返し、正常細胞の栄養まで奪い衰弱を招く

＊8　ミトコンドリア移植不妊治療：オーグメント療法という。
Autologous Germline Mitochondrial Energy Transfer (AUGMENT) 本人の卵巣組織から卵子前駆細胞を抽出、そこから元気の良いミトコ ンドリアを取り出し、顕微授精時に精子と共に注入する

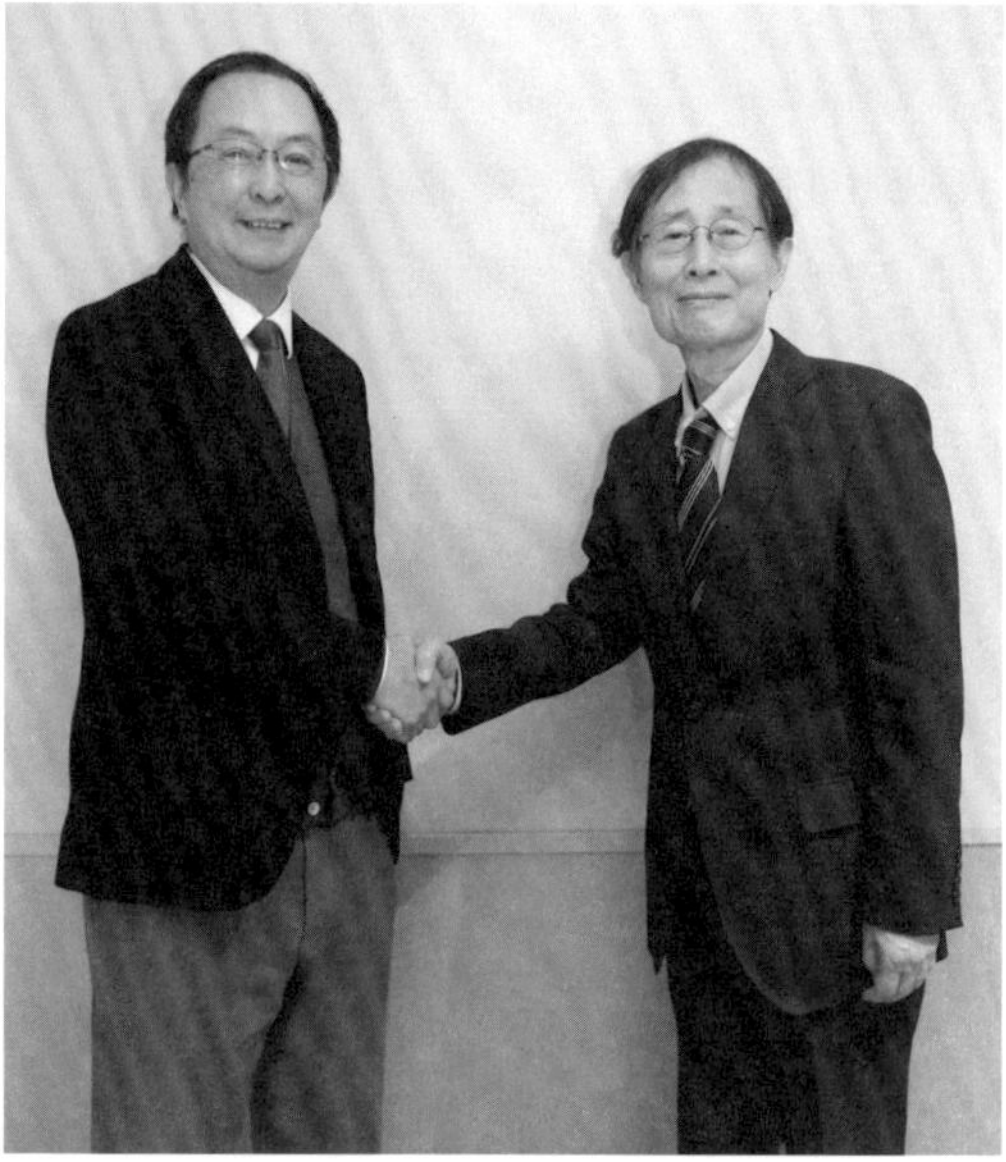

右：白川太郎 先生

左：片倉喜範 先生

第2章

# 運動、食事、睡眠、コミュニケーションという
# ミトコンドリア活性の基本

対談 白川太郎 先生×片倉喜範 先生

## ミトコンドリアに注目する理由

**白川**　私は、京都大学で教鞭をとったのち、末期がんの患者さんの治療に携わってきました。いったいがん細胞と正常細胞はどこが違うのか、そのことをいろいろ調べてきました。そしてわかってきたのが、**正常細胞はミトコンドリアから多くのエネルギーを得ているのに、がんはミトコンドリアをほとんど動かしていない**ということでした（*1）。

それが決定的な違いです。

では、がんの要因ともなる生活習慣病はどうなんだ。この観点から見ていっても、ほとんどの病気でミトコンドリアの数と活性が落ちている。

日本にとってもうひとつの深刻な課題である不妊症についてもそうでした。妊活のカギを握るのは、やはりミトコンドリア。**他の人の卵子からとったミトコンドリアを自分の卵子に移植し子宮に戻すことで、受精率や妊娠率が改善されるのです**。おかげで50歳の女性でも妊娠できるようになってきました。

つまり、ミトコンドリアの数、機能を上げることで、これまで越えることのできなかった治療の壁を越えることができつつある。

これは端的な例で、他の病気ではまだ簡単にはミトコンドリア移植が受け入れられてはいません。けれども数個のミトコンドリアを体外で卵子に注入することで、受精率や妊娠率を上げるという治療はうまくいくことがわかってきました。

ですので、**人々が病にかからず生涯を健康で過ごすためには、ミトコンドリアの活性を上げる、数を増やすということがとても重要じゃないか**という考えに至ったわけです。

**片倉**　私は九州大学大学院農学研究院農学部で食品の機能性についてずっと研究していきます。アンチエイジング食品創製（※ｉ）に向けた食品機能学的研究が専門で、その関係からよく医学部の先生ともお話をするのですが、その時に「どうしたら人は病気にならないのでしょうか？」とたずねます。

いろいろな健康に良いといわれるサプリメントや、長寿を実現するという食べ物があるんですけれども、**ではどういう生活をしていたら病気にかからないのか？　医学的観点からアドバイスを求めますと、「それは運動だ」とおっしゃる。**

なるほど運動かと。そのことを自分の研究テーマである食品の機能性と重ね合わせて考えます。当時から少し話題になっていた分野で、「運動模倣食品」というのがありまして、

※ｉ　創製：最初に作り出すこと

食べることで運動することと同じような効果を得られる食品成分のことです。

だったら、医学部の先生がいわれるように、**運動していなくても運動したのと同じような効果が得られる、そんな食品を探そう。**

そのときにターゲットにしたのがミトコンドリアだったんですね。

運動したときに体内で何が起こっているかというと、まずは筋肉を動かします。で、筋肉で何が起こっているかというと、ミトコンドリアを動かして酸素を用いエネルギーを生み出している。

これと同じような、筋肉のミトコンドリアの働きを活性化させる食品はないだろうか。ここから、いろんな食品のミトコンドリア活性化機能を探っていったんです。

## 「運動」不足がミトコンドリア活性をさまたげる

**片倉**　加齢や生活習慣とともに、筋肉の質も変わってくることが知られています。たとえば生活習慣病になってしまうような人の場合ですと、筋肉中のミトコンドリアの量が減っています。また、年を取ってくると、今度はまた違う変化で、筋肉自体が減少します。コロナの時代を経て、やはり皆さんの運動量は減っています。運動量が減れば、それなりに筋肉も退化します。ですから、**効果的に筋肉細胞のミトコンドリアを活性化し、生活習慣病予防やダイエット効果を目指すことがとても重要です**。

けれども、何が原因になってミトコンドリアが不活性化したり減少したりするのかについては、よくわかっていません。加齢はひとつの原因ですが、未知なのは生活習慣の部分です。毎日の生活の中で、どのような行動によってミトコンドリアが減少したり質的に変化するのか。そこが明らかになれば、より踏み込んだ研究を進められるのですが。

**白川**　わたしは、重要なのは体温だと思います。

**現代人は極端に平均体温が落ちています。とくに若い女性は深刻です**。短いスカートをはいて、夏場はよくクーラーの効いた電車や職場で冷たい空気を浴びる。また、習慣的に冷えたビールや飲料をたしなむことも多い。お風呂もバスタブにつからずシャワーだけで済ませるとか。冬場は寒いのでシャワーすらしないという人までいます。そうなると体温は下がり、生理不順などで悩むケースも増えてしまいます。

**ミトコンドリアは体温が高くないと中にある酵素が動かない**（＊2）ので、まず体温が落ちるような生活習慣はマイナスですね。

**片倉**　体温とミトコンドリアの話でいうと、褐色脂肪細胞（※ii）が関係しているかと思うのですが、若い人たちは褐色脂肪細胞が減少しているということでしょうか？

**白川**　ご存じの通り、脂肪細胞には白色脂肪細胞と褐色脂肪細胞があります。白色脂肪細胞はいわゆる体脂肪というやつで、脂肪をどんどん蓄えます。肥満の原因ですね。ところが褐色脂肪細胞にはミトコンドリアが多く、脂肪を燃やすという働きがあります。**体温が下がってきたときに、褐色脂肪細胞が脂肪を燃焼させて熱を作り出す。**こうして体温のバランスをとっているんですね。

幼児期にもっとも多くの褐色脂肪細胞があるのですが、基本的には加齢とともに減少します。30代になると幼児期の50パーセント程度、40代になると30パーセント程度まで減っていきます。

ところが、**食生活のバランスが崩れたり、運動不足になったりすると、20代でも褐色脂**

※ii　褐色脂肪細胞：主に首や、わきの下、心臓や腎臓のまわりなど限られた場所に存在する茶色の脂肪細胞。脂肪分を分解して燃焼させる作用がある

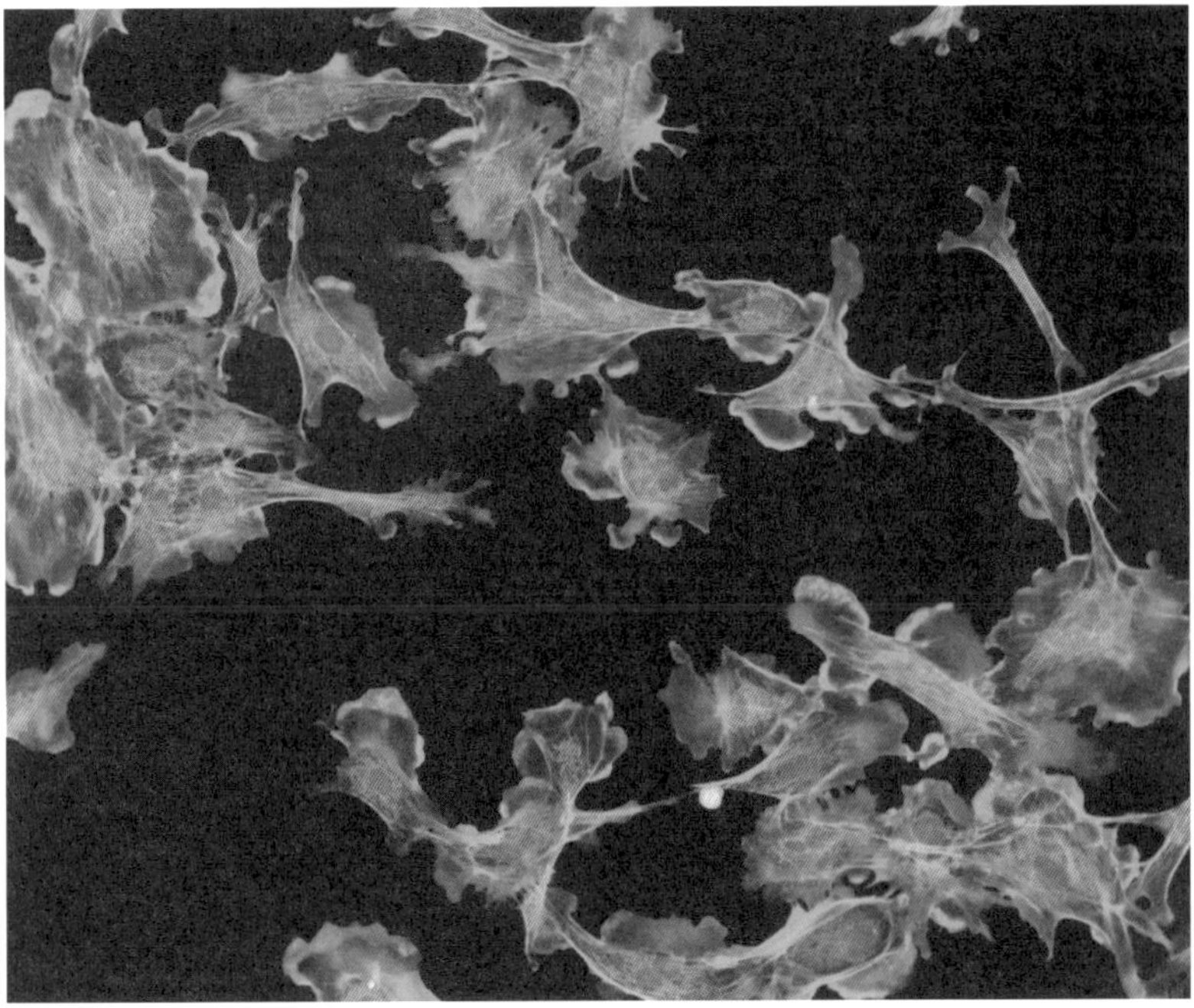

電子顕微鏡で拡大したミトコンドリア（写真オレンジ色部分）を含む細胞内の写真

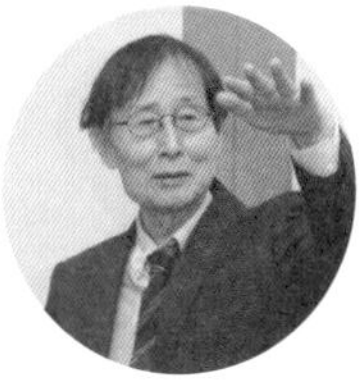

ミトコンドリアの数、機能を上げることで、
これまで越えることのできなかった
治療の壁を越えることができつつある。

白川 太郎 先生

**肪細胞は衰えてしまいます**。休日は起きたら宅配で朝マックを頼んで食事、その後一歩も外に出ないというような若者も増えているそうです。それではいくら若くても体温が低下してしまうのもしょうがないですね。

**片倉**　なるほど。今後の研究では、特定の食品の褐色脂肪細胞活性化について調べてみるのも良いですね。

**白川**　それから片倉先生の言われた筋肉の問題ですけど、慶應義塾大学医学部百寿総合研究センター（＊3）というのがあって、百歳以上の人はどこが他の人と違うのかという研究をずっとやっています。そのレポートで、**百歳以上の方の特徴**（＊4）について報告しています。

まずアルブミンの血中濃度（※ⅲ）が同世代の人より高いこと、つまり**タンパク質をきちんととっている人が多い**ということです。そして、**定期的な運動を継続している**。この習慣により心臓の老化を遅らせることができます。

そしてもうひとつ、性格にも関係すると指摘しています。認知症でない百歳以上の方を

---

※ⅲ　アルブミンの血中濃度：血清中のタンパク質の濃度を測る数値。肝臓や腎臓に異常があると低下する

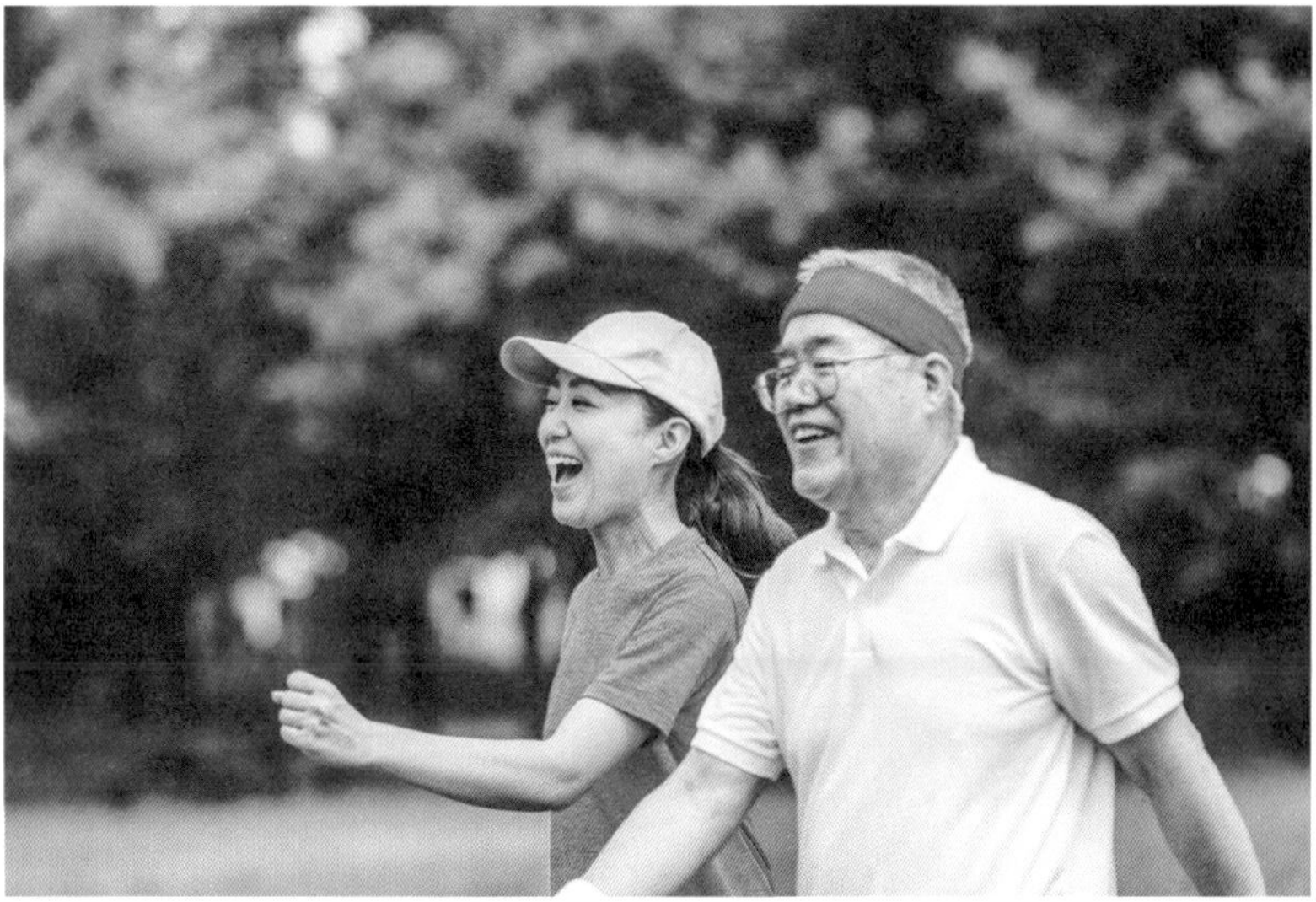

## ■健康長寿の知恵　運動



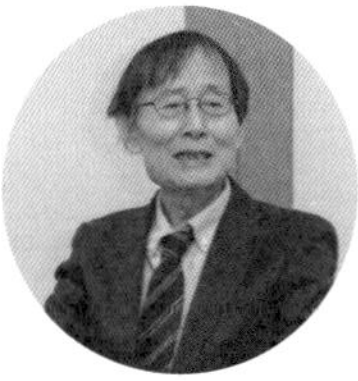

**百歳以上の方の特徴は、
まずタンパク質をきちんととっていること、
定期的な運動を継続していること、
外向性と誠実性が高い性格であること。**

白川 太郎 先生

人格検査してみると、とくに女性は**外向性と誠実性が高い**という結果が出たそうです。外向性が高ければ活動的になり、好奇心旺盛で前向きになります。そのうえで誠実性が高ければ、しっかり自分の決めた起床時間や定期的な運動のルールを守ることができる。つまり、暴飲暴食や喫煙なども避けて不健康な行動をとる可能性が低い。逆に人の言うことをはいはいと聞くような、主体性のないタイプは良くないんだそうです。

この三つが、百歳以上生きられる方の特徴として挙げられているのですが、これはそのままミトコンドリア活性の条件にも当てはまるのではないでしょうか。

片倉先生がおっしゃるように、運動による筋肉の増量はとても重要です。そのためにはしっかりタンパク質を摂取する必要がある。さらに先生の最近の研究（＊5）を拝見すると、**筋肉のミトコンドリアを活性化するとＩＧＦ―Ｉ（成長ホルモンの一種）を排出してさらに脳内の神経の再生を促す**。

つまり、タンパク質をきちんととり、定期的な運動により筋肉を増強させると、神経まで再生して脳機能も健やかになる。片倉先生の研究は、百寿総合研究センターのレポートともしっかり合致していますね。

では、百歳を超えるための生活習慣として、どこから始めたらいいのか？

運動から始めたらよくお腹がすくので食事でタンパク質をしっかりとるでもいいし、よい食事をとれば筋肉が維持できるので動くことができるようになるでもいい。タンパク質を豊富に含む食事と適度な運動は連環しています。

一般的に、もっとも始めやすい運動はウォーキングですね。様々な研究によれば、**1日8000歩から1万歩の間をキープするのがベストです**。2万歩以上とか、6000歩以下とか、多すぎても少なすぎても適切な効果は得られません。

## 「食事」習慣によりミトコンドリアは活性化するのか？

**白川**　2000年に京都大学医学部の教授に就くまで、私は西洋医学一辺倒で健康食品や代替医療にはまったく興味がありませんでした。ところが、いろいろな講演会に招かれることが増え、多くの方々と接しているうちに、じつに様々な健康食品が愛用されていることを知りました。

けれども遺伝子学という最先端医療の研究に没頭していましたから、当時は健康食品などに効果があるはずがないと高をくくっていたのです。案の定、少し調べてみると、やはりほとんどは効果のはっきりしないものばかりでした。

ところが調査を続けると、**そのうちのいくつかには驚くような機能性を示すものが見つかりました**。特定の病気に効くものが、確実にあったのです。

そこから私は統合医療（※ⅳ）の研究に舵を切りました。ですから、**健康食品なども含めて、食によりミトコンドリアを活性化することは当然可能だと考えます**。そしてその有望な一つは、すでに片倉先生の研究でも明らかにされています。

**片倉**　そうですね、ミトコンドリアを活性化したり増やしたりできる、そんな食品ができたらいいなということで、これまで様々な食品の解析を進めてきました。そのうちの一つ、これは白川先生にご紹介いただいたものですけれども、**形状は普通のティーバッグのお茶なのですが、非常に強い、ちょっと信じられないくらいの強いミトコンドリア活性化能を示すものがありました**。

かなり驚きまして、その基礎研究の成果は学会（＊6）でも発表させていただいたんですけれども、いまも解析は続行中です。

※ⅳ　統合医療：近代西洋医学だけでなく経験的な伝統・民族医学や民間療法まで幅広い分野を融合した医療

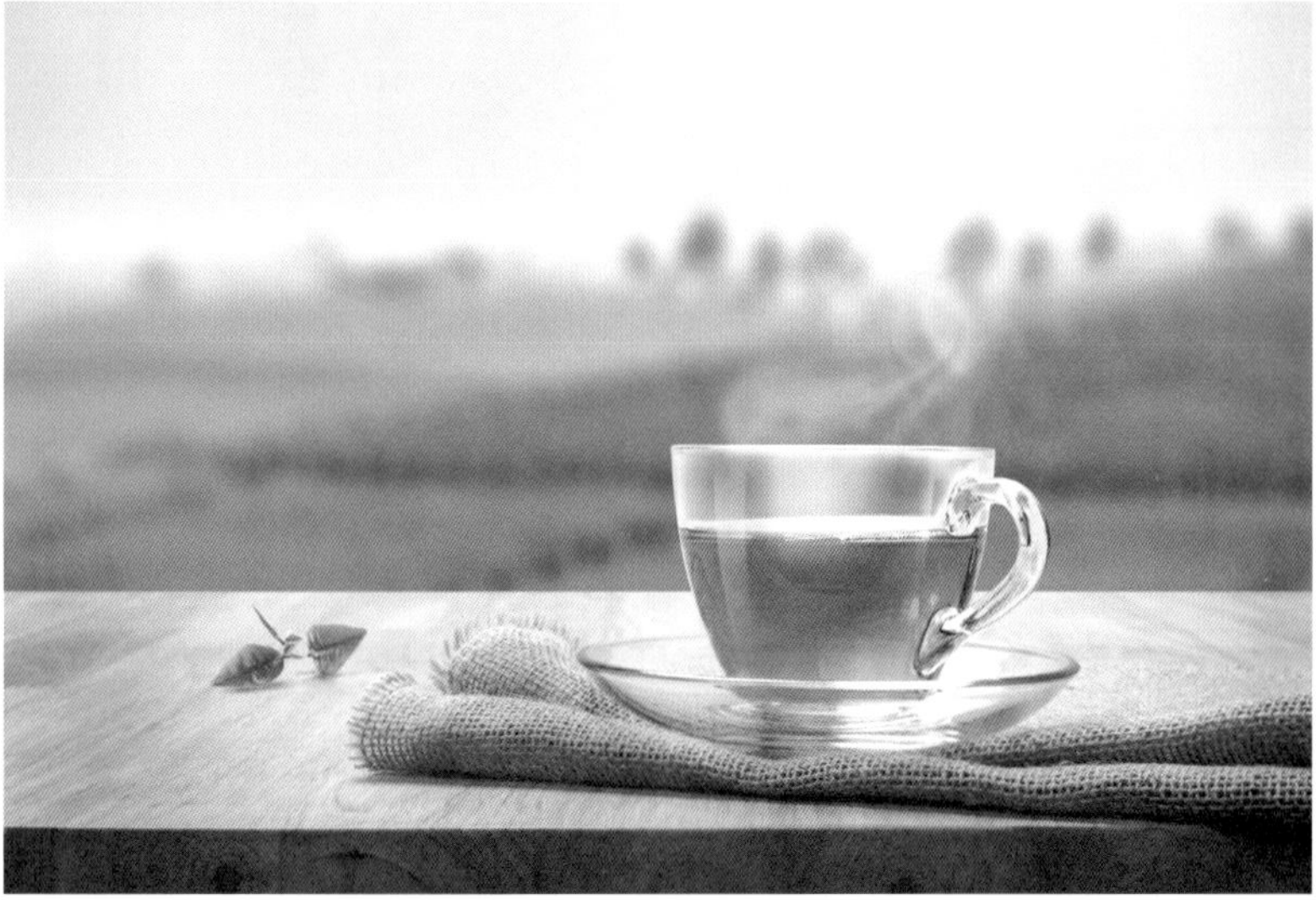

## ■健康長寿の知恵　食事



これまで分析してきた食品や植物の抽出物と比べても、他にはこれほどの活性を示したものはないので、私としてもたいへん期待しています。

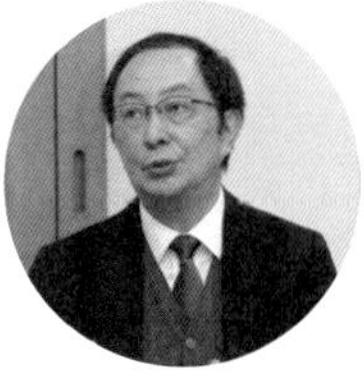

片倉 喜範 先生

**白川**　その分析結果と今後の研究について、もう少し詳しく教えていただけますか？

**片倉**　そうですね。白川先生から、ミトコンドリアを活性化できるかもしれない食材だと紹介されて、これまで進めていた運動模倣食品の研究ともマッチしたので、その機能性について研究を始めました。その結果、**筋肉細胞に対して他の食品にはあり得ないようなミトコンドリアの活性化がみられたわけです。**

それは、かなり衝撃的でした。

筋肉が活性化されるってことは全身に影響が及ぶ可能性がある。運動したら全身が健康になるのと同じで、**この特別なお茶を飲むだけで筋肉を活性化し、普段から運動しているのと同じような体を作ることができる可能性**があります。このように筋肉が活性化したことによりどういう健康が導き出されるかというと、一つは脳機能、もう一つは皮膚機能とか、いろいろな全身の機能の向上による健康維持が実現できるかもしれない。

先ほど白川先生が言われたような、**褐色脂肪細胞が増加して体温が上がる、脳機能が活性化して認知症が予防される、筋肉が活性化してダイエット効果がみられる、ひいては生**

**活習慣病も予防される**。

そういった予想される機能について、一つ一つこれから明らかにしていきたいと思っています。

これまで分析してきた食品や植物の抽出物と比べても、他にはこれほどの活性を示したものはないので、私としてもたいへん期待しています。

**白川**　つまり、**ミトコンドリア活性ということでは、現時点で先生が研究されている中でも特筆すべき食材だということですね**。

他にも、若返りの効果があるとして大変注目を集めている話題の健康成分がありますが、ミトコンドリア活性の働きは素晴らしいのだけれども同時に大きな課題もあることが明らかになってきました。

話題が先行して、数多くのサプリメントメーカーがこの成分を採用し、市場に大量の製品が出回りました。けれども現時点でＦＤＡ（アメリカ食品医薬品局）は同成分のサプリメントへの使用を禁止したのです。

単体に分離した健康成分を混ぜ合わせて多くのサプリメントがつくられるのですが、こここにはリスクもあることが指摘されています。

以前から緑黄色野菜の摂取ががんの予防に有効であるということは明らかにされています。そこで、緑黄色野菜に含まれる有効成分のβカロテン（※ⅴ）を単体で投与すれば、より効率よくがんを防ぐことができるのではないかと考えた研究者たちがいました。

アメリカとフィンランドで、βカロテンのがん予防に関する大規模な検査が実施され、１９９６年にその結果が発表されたのですが、予想とは全く逆の事実が明らかにされました。βカロテンを投与したグループと投与していないグループを比較したとき、βカロテン投与グループのほうが総死亡も肺がん罹患も増えていたのです。

つまり、βカロテン単体ではなく、がん予防効果は自然物である緑黄色野菜そのものにありました。**食品の有効性は自然のバランスの中にこそあるのではないか。**こうして、野菜や、果物や、食品そのものを摂取することの重要性が再認識されました。

**いま片倉先生が研究しているお茶についても、そこに含まれる全体が自然のバランスの妙により機能性を発揮していると言えるのではないかと思います。**

---

※ⅴ　βカロテン：植物中に含まれる強力な抗酸化力を持つ栄養素。体内でビタミンＡに変換され、目、皮膚、粘膜の健康に作用する

## 良質な「睡眠」が長寿の決め手

**白川**　がんの患者さんにとって、食事の乱れ、低体温、ストレス、睡眠の乱れが悪化のリスクとなるわけですが、そのうち非常に深刻なのは睡眠です。

**睡眠不足は、がん細胞に対する体の防御機能を弱め、再発や転移のリスクを高めることがわかっています**。ですからがん患者さんにとっては、体を効果的に機能させるために、規則正しい睡眠スケジュールを維持することがとても重要です。

地球上の生き物は、生まれながらに約25時間の生体リズムを持っています。これをサーカディアンリズムというのですが、不眠で悩んでいる人の5割から6割はそれがずれてしまっています。

たとえば、脳は体温が下がってこないと眠りにつくことができないんですね。そのため体温は昼から夕方にかけてもっとも高くなり、夜の10時から11時にかけて下がってきます。ところがこのリズムがずれてくると、夕方くらいにもっとも体温が低くてそこから夜遅い時間に向かって体温が上昇してしまうようなことが起こります。そのようなパターンになると眠れない。不眠におちいります。

サーカディアンリズムのずれを改善するためには何が良いか、いろいろな実験が行われていますが、**もっとも有効なのは朝起きて太陽の光を浴びること**。カーテンを開け、差し込んだ朝日によって視神経から朝が来たと脳に指令を出します。

そして朝食をいただく。**ちゃんと朝に先ほどのお茶のようにミトコンドリアを活性化するものを飲んで、食べて、しっかり腸も動かす**。それが、1日の24時間の始まりですというスイッチを入れるのにもっともよい方法です。

**片倉**　睡眠障害は、いま白川先生がおっしゃられたようにすごい問題になっていて、食品でその睡眠障害を治せないかという研究が立ち上がりつつあるところです。

長寿遺伝子(※vi)に関して面白い話があって、これを脳で活性化させると寿命が延びるんです。なぜそんなことが起こるかというと、睡眠の質が高まるから。睡眠の質と実験用のマウスの寿命が非常にリンクしているということが数年前に発表され、そこから、ではどのようにすれば睡眠の質を高めることができるのかという研究がスタートしました。

睡眠の質を決める、もっとも上流にあるのが長寿遺伝子です。長寿遺伝子は脳内で睡眠の改善にも作用するし、サーカディアンリズムの修正にも働く。さらにはミトコンドリア

※vi　長寿遺伝子：サーチュイン遺伝子とも言い、老化や寿命の制御に重要な役割を果たすとされる遺伝子

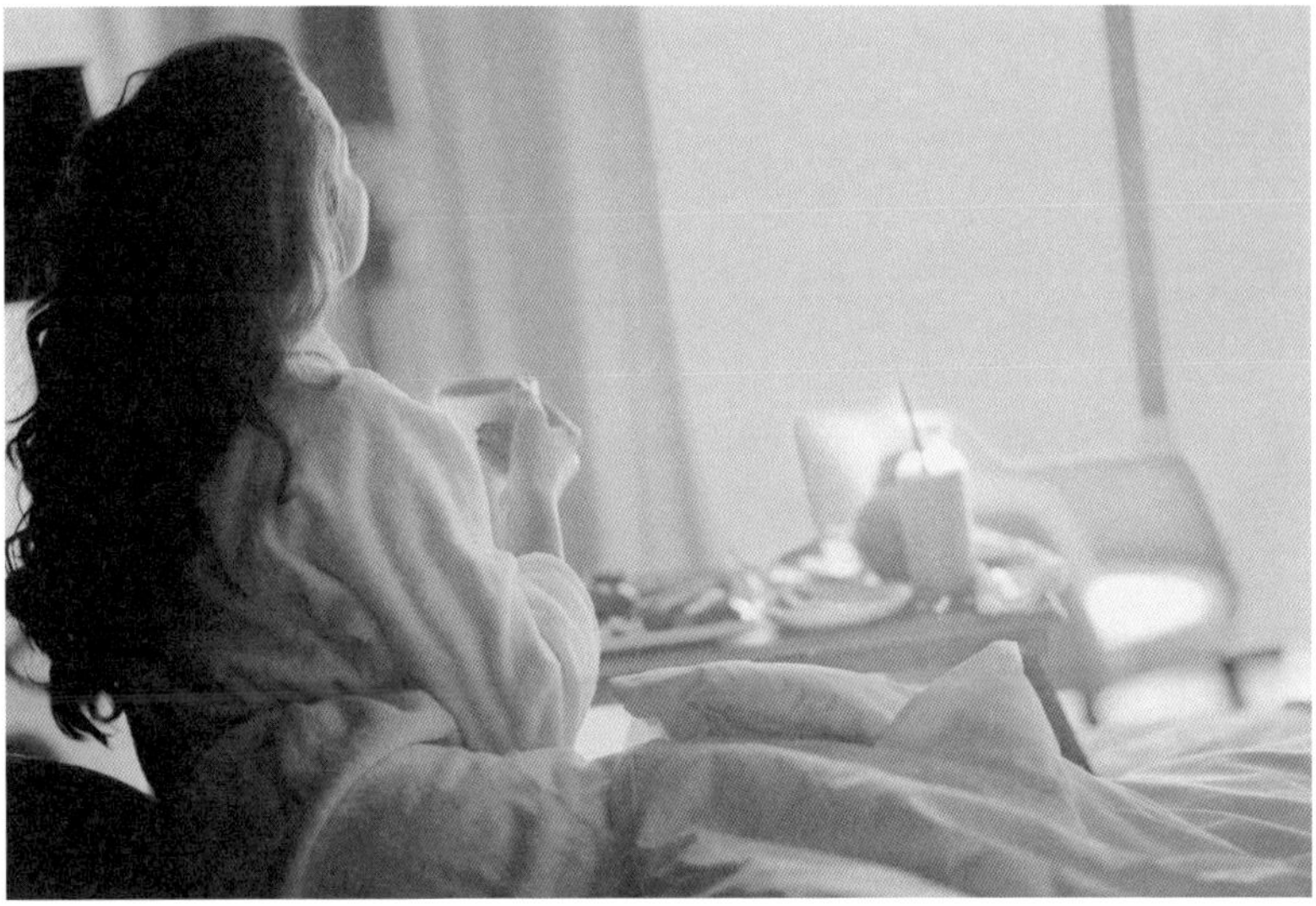

## ■健康長寿の知恵　睡眠



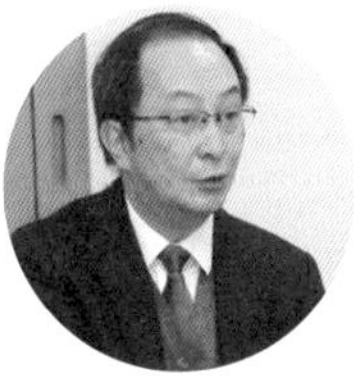

筋肉を活性化し脳を活性化した先に、脳内の長寿遺伝子まで活性化しているかもしれません。そうなると、ミトコンドリアも活性化して睡眠の質を高めることが期待されますね。

片倉 喜範 先生

の合成にも関わっています。

**先ほどのお茶の研究の話に戻りますが、もしかしたら筋肉を活性化し脳を活性化した先に、脳内の長寿遺伝子まで活性化しているかもしれません。**そうなると、ミトコンドリアも活性化して睡眠の質を高めることが期待されますね。

**白川　脳神経細胞が、人体のうちでもっともミトコンドリアを酷使してエネルギーを消費するんですね。**たとえば将棋の羽生善治さんは、2日間の対局で姿勢としてはただ座って将棋を指しているだけなのに、5キロぐらい体重が減ってしまうこともあるそうです。いまですと藤井聡太さんの勝負飯というのが話題ですけど、けっこうヘビーなものを選んでいます。かつ丼や鍋焼きうどんにでっかいショートケーキとか、とにかく炭水化物のオンパレードです。

その摂取した炭水化物のうちの3分の1は脳で消費しています。それくらい脳神経細胞内のミトコンドリアをフル回転させている。それによって、百手先まで読んで将棋を打つという境地に至る。やはり、脳内でもミトコンドリアの働きはとてつもなくすごいんだと思わざるを得ないですね。

睡眠に話を戻してまとめると、**この強力な脳内のミトコンドリアを正しく回転させることで、サーカディアンリズムを正しく調整していく。**すると、脳はゆっくり休むことができて、全身に対する指令もスムーズにできるようになる。それが、がんを防ぎ、健康長寿を実現するために重要なカギだということです。

## 豊かな「コミュニケーション」が元気のみなもと

**片倉** 運動、食事、睡眠ときて、最後はコミュニケーションですね。

かつては認知症防止のためには運動が大事だと言っていたのですが、最近は少し言い方が変わってきました。体を動かすことも重要だが、それだけではなく、たとえば**散歩しながらコミュニケーションすることがもっと重要だと。**運動していろんな人としゃべることで、さらに脳が活性化するんだと認識が変わってきました。

**白川** 先にお話しした、百寿総合研究センターが長寿の条件として挙げた外向性と誠実性

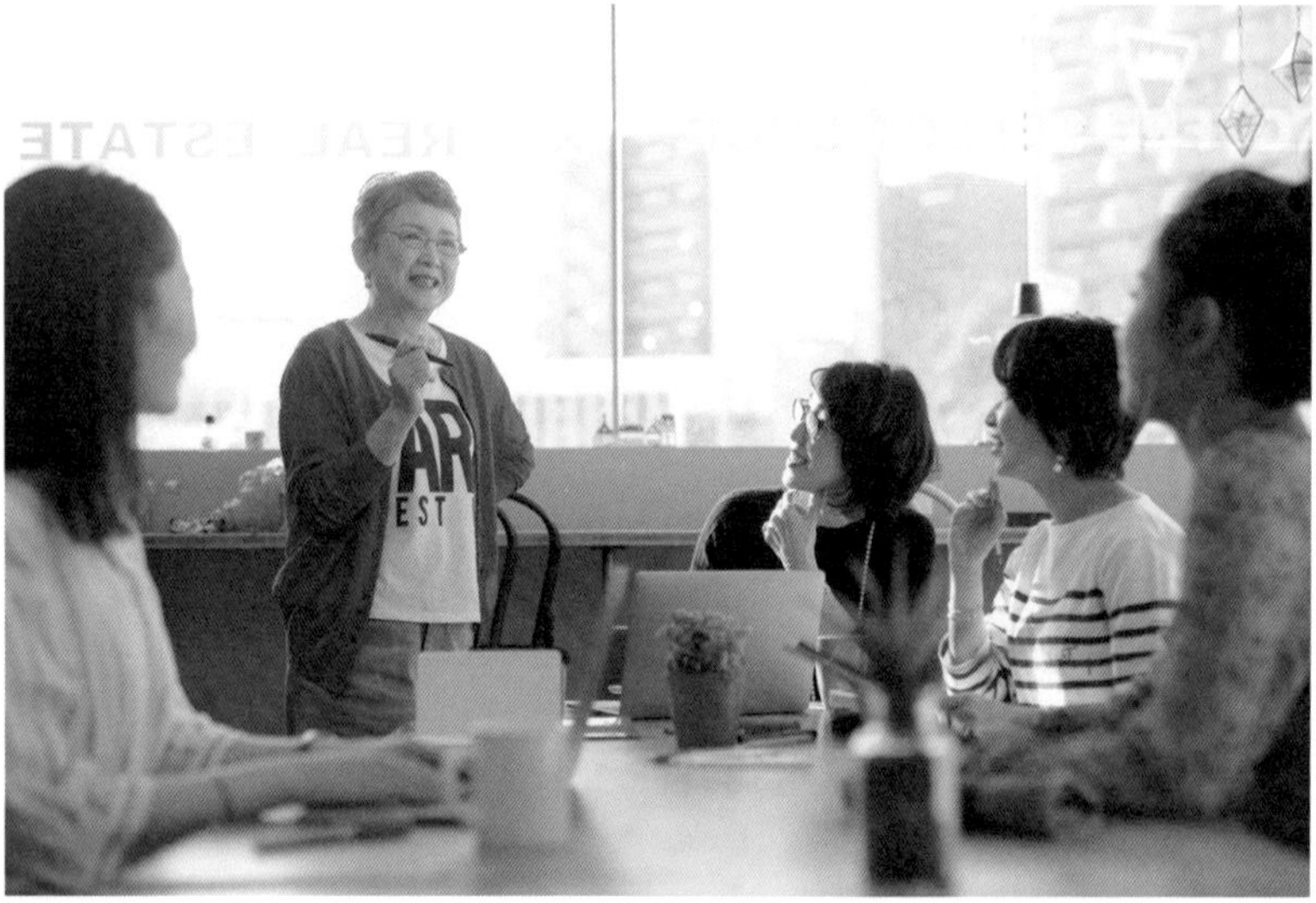

■健康長寿の知恵　コミュニケーション



アメリカで平均年齢60歳の方を対象に調査したところ、人との交流が多い知的な仕事をしている人は認知症発症のリスクが少ないそうです。

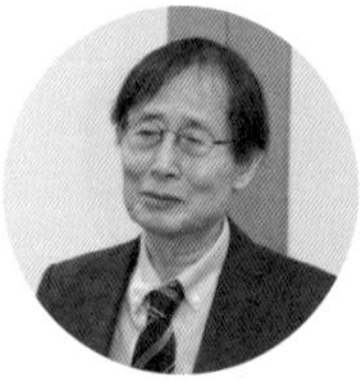

白川 太郎 先生

が高い性格というのも、そのままコミュニケーション能力の高さにつながりますね。

フレイル（※vii）という、ふたたび健常化に戻ることが可能な範囲（可逆性）の老化段階を示す用語があります。そして**フレイルにはフィジカルフレイル（身体的虚弱）、コグニティブフレイル（心・認知虚弱）、ソーシャルフレイル（社会性虚弱）の三要素**があり、コミュニケーションというのはこのソーシャルフレイルという部分ですね。

老化に伴う機能低下の原因を、身体機能や認知機能の低下だけに求めるのではなくて、社会性も含めて三位一体で総合的にとらえると、社会活動への参加頻度の低下もまた健康寿命を阻害する大きな原因になるということですね。

やはり、人間はひとりでいたらだめなんです。社会に参加し、コミュニケーションしないと。脳は誰かと会話すると前頭前野が活性化します。とくに夢中になって話しているときは、前頭前野を中心にして多くの神経ネットワークが活性化します。三人以上の会話や初対面の人との会話であれば、さらに脳の働きは活発になるようです。

残念ながら、日本は核家族化が進行したこともあって、老後のコミュニケーション機会は非常に減少しています。アメリカで平均年齢60歳の方を対象に調査（＊7）したところ、人との交流が多い知的な仕事をしている人は認知症発症のリスクが少ないそうです。自分

※ vii フレイル：日本老年医学会が2014年に提唱。年齢とともに、筋力や心身の活力が低下し、介護が必要になりやすい、健康と要介護の間の虚弱な状態のこと。早期の介入で健常な状態に戻ることもできる

からコミュニケーション機会を得る、つまり**趣味でも、ボランティアでも、もちろん可能であれば人との交流が多い知的な仕事でも、社会活動に積極的に参加することが健康長寿の源となります。**

**片倉**　とはいえ悪循環があって、ちょっと認知症っぽくなってくると人はコミュニケーションをとりたがらなくなります。同居の肉親とはしゃべるけれど、ちょっと距離の離れた親戚や、ましてや知人も含めた他人とは会いたくなくなっていく。

やはり昔のことが思い出せなくなってきたり、耳が遠くて聞こえづらくなったり、活舌が悪くなってきたりで、話すことが面倒になってしまう。すると、どんどん認知症が進んでいくという悪循環ですね。

**白川**　老化に伴う口に関する機能の低下を、オーラルフレイル（※viii）といいます。食べこぼしや噛めない食品の増加など口腔内の軽微な衰えのことですが、滑舌の低下もここに含まれています。

重要なのは、機能的には聴覚や口腔内の衰えだが、トータルにフレイル対策と考えた場

※viii オーラルフレイル：プレフレイルと呼ばれる前虚弱の段階で、筋肉の衰えによりかむ力が衰えたり、歯の本数の減少や、唾液量の減少など、放置すると徐々に不可逆的な身体面のフレイルへと至る

合には、やはり社会参加や運動が有効なんですね。だから、最初に片倉先生がおっしゃった、「散歩しながらコミュニケーションすること」がいかに大切かということですね。

私たちの全身をコントロールしているのは脳です。そして、先にお話ししたように、脳内の膨大な神経細胞は非常に多くのエネルギーを消費します。**ミトコンドリアを活性化する生活習慣がおろそかになると、エネルギー不足となり真っ先に脳に影響が出てしまいます。**

ですから、誰かと会ったりコミュニケーションすることが億劫になったりすることがあれば、それはミトコンドリアの不活性や、老化が進行している重要なサインかもしれません。

**片倉　食べたり運動したり眠ったりという個人的な行動だけでなく、いかに社会とのかかわりを維持し、積極的にコミュニケーションをとっていくか**というのがミトコンドリア活性化という観点からも重要だということですね。そんな生活習慣により、疾病を防ぐだけでなく老化そのものを乗り越えていく可能性が見えてくるかもしれません。

**白川**　百歳以上の健康人生を実現しようと思ったら、越えていかなければならない壁がたくさんあります。糖尿病の壁、がんの壁、認知症の壁、不妊症の壁……。これらのいろいろな壁がなぜ立ちはだかるのかといえば、すべてはミトコンドリアの機能不全です。だったら、ミトコンドリアの機能を元に戻してやればいいんです。

**それは特別な治療を受けるとか、そういうことではなくて、誰もが実践することのできるちょっとした生活習慣の改善で叶えることができます。**当書を通じ、そのためのヒントを共有いただければ幸いです。

## 注釈

＊1　がん細胞はミトコンドリアをほとんど動かしていない：ワールブルグ効果という、1930年代にノーベル賞生理学・医学賞を受賞した生理学者のオットー・ワールブルグが発表した学説で、腫瘍細胞内ではミトコンドリアが活動しておらず、酸素のある環境下でも解糖系だけをエネルギー源としている

＊2　ミトコンドリアと体温：体温が1度下がるとミトコンドリアの機能が低下し免疫力は30パーセント下がると言われている

＊3　慶應義塾大学医学部百寿総合研究センター：誰もが健康で長生きを喜べる社会を支える科学的知識基盤を確立するため、30年以上にわたり百寿者（100歳以上）、超高齢者（85歳以上）の調査を続けている
https://www.keio-centenarian.com/

＊4　百歳以上の方の特徴：参考記事 百寿者研究から分かった！「長生きのカギ」
日経 Gooday
https://gooday.nikkei.co.jp/atcl/report/23/021000008/021400002/

＊5　最近の研究：下記URLを参照
https://jglobal.jst.go.jp/detail?JGLOBAL_ID=202202273220799732

＊6　学会：日本食品科学工学会第69回大会

＊7　平均年齢60歳以上の方を対象に調査：参考記事 100年人生レシピ「人との交流」が認知症予防のカギになる！？
https://special.nissay-mirai.jp/jinsei100y/hints/uUVuT

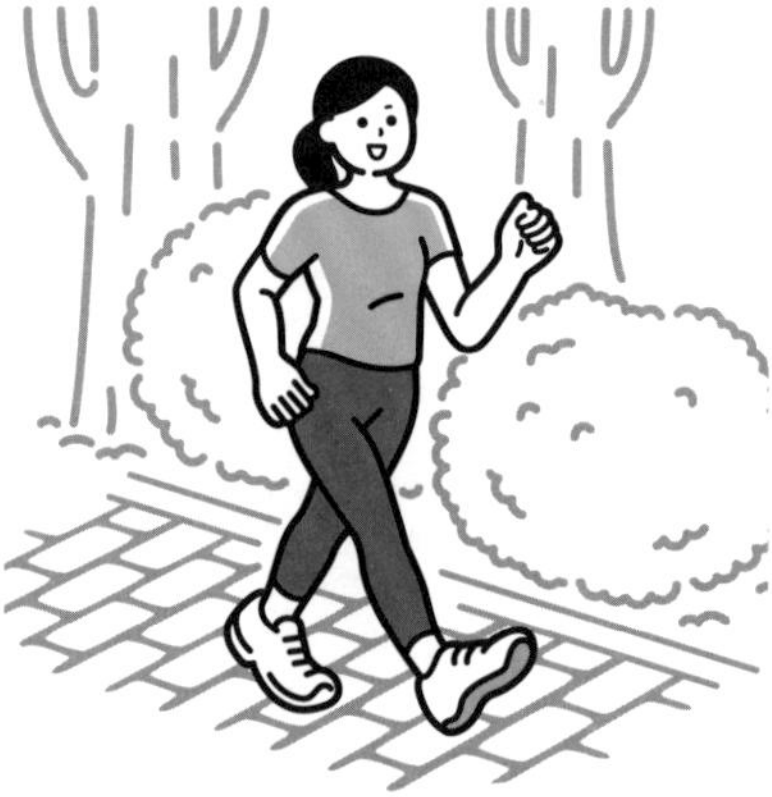

# 第3章

# ミトコンドリアが活性化する「運動」の習慣

## 【健康長寿の知恵1】
# 正しい呼吸とウォーキング

運動によって筋肉量が増えると筋肉細胞内のミトコンドリアも増加し、より多くのATPが産生されるため筋肉細胞はさらに長時間動き続けることができます。筋肉とミトコンドリアは健康長寿のための素晴らしい相関関係です。前章でも指摘したように、ミトコンドリア活性化のために日ごろから運動習慣を身につけることが重要です。

ところが逆行するように、我が国において運動不足を感じている人々の割合は増加しています。スポーツ庁が実施した「令和2年度スポーツの実施状況等に関する世論調査」（＊1）によると、79・6パーセントもの人々が日常的に運動不足を感じていると回答。年齢層別では30代から50代が特に多く、4人中3人が運動不足を感じているという結果が出ています。

本当はもっと運動したいのだが、ひまがない、ゆとりがない、機会がないと、そんなぼやきが聞こえてくるようです。けれども、「週に一度は是が非でも運動を！」と、無理に意気込むことはありません。**とても簡単に、日常生活のささいな心掛けひとつでミトコン**

**ドリアの活性化という実りを得られる行動習慣**もあります。
まずは、時間がなくても、特別な道具や設備がなくても、いつでもどこでも簡単にトライできる習慣作りから紹介していきましょう。

## 1-1 腹式呼吸でしっかり酸素を取り入れる

ミトコンドリアは、酸素呼吸を通して細胞エネルギーを産生する役割を担っています。ですからミトコンドリアを活性化させるためには、まず酸素の供給量が十分であることが重要です。運動以外、たとえば深呼吸をすることでも血液中の酸素濃度は上昇しミトコンドリアの酸素消費量が増加します。

日々の運動に腰が引けているあなたでも、これなら大丈夫。腹式呼吸（※i）がお勧めです。腹式呼吸をすることで大きな筋肉である横隔膜がしっかりと動くため、肺に入る空気量が増え血液中の酸素濃度が上昇します。では、実際に腹式呼吸を始めてみましょう。

※i　腹式呼吸：横隔膜を使って行う呼吸法、横隔膜を腹腔に筋肉を下げることで肺活量を拡大する

**1 座った状態で、背筋を軽く伸ばし、目を閉じます。**
**2 お腹に手を当てます。**
**3 約3秒間をかけて息をすべて吐き出します。腹式呼吸では、お腹を凹ませながら息を吐いていきます。**
**4 次に鼻から息をゆっくりと息を吸い込み、お腹が膨らむのを手で確認します。**
**5 お腹の力を抜いて、ゆっくりと息を吐きます。吐く息は強すぎず弱すぎず、一定に吐き続けることを心掛けます。これを1日10回～20回くらい繰り返します。**

腹式呼吸は、座った状態だけでなく、仰向けになって寝ながらでも行うことができます。仰向けになって行う場合には、膝を立てて横隔膜が動きやすいようにしましょう。

腹式呼吸をする際の注意点は、鼻で吸って口で吐くこと。また、吸うときは胸や肩を上げることなく、横隔膜を下げることに意識を集中することが大切です。正しい腹式呼吸を習得することで、心身のリラックス効果を得ることができます。

## 腹式呼吸のポイント

ふだんの呼吸の多くは、胸の上部を使う胸式呼吸。この呼吸方法は、ストレスがたまると呼吸が浅くなり、慢性的な酸素不足になることが指摘されている。腹式呼吸の場合は、酸素がからだの隅々にまで浸透し血の巡りが良くなり筋肉もリラックス。さらに横隔膜の動きによって、内臓の働きも活発に。次第にからだの元気がよみがえっていく。

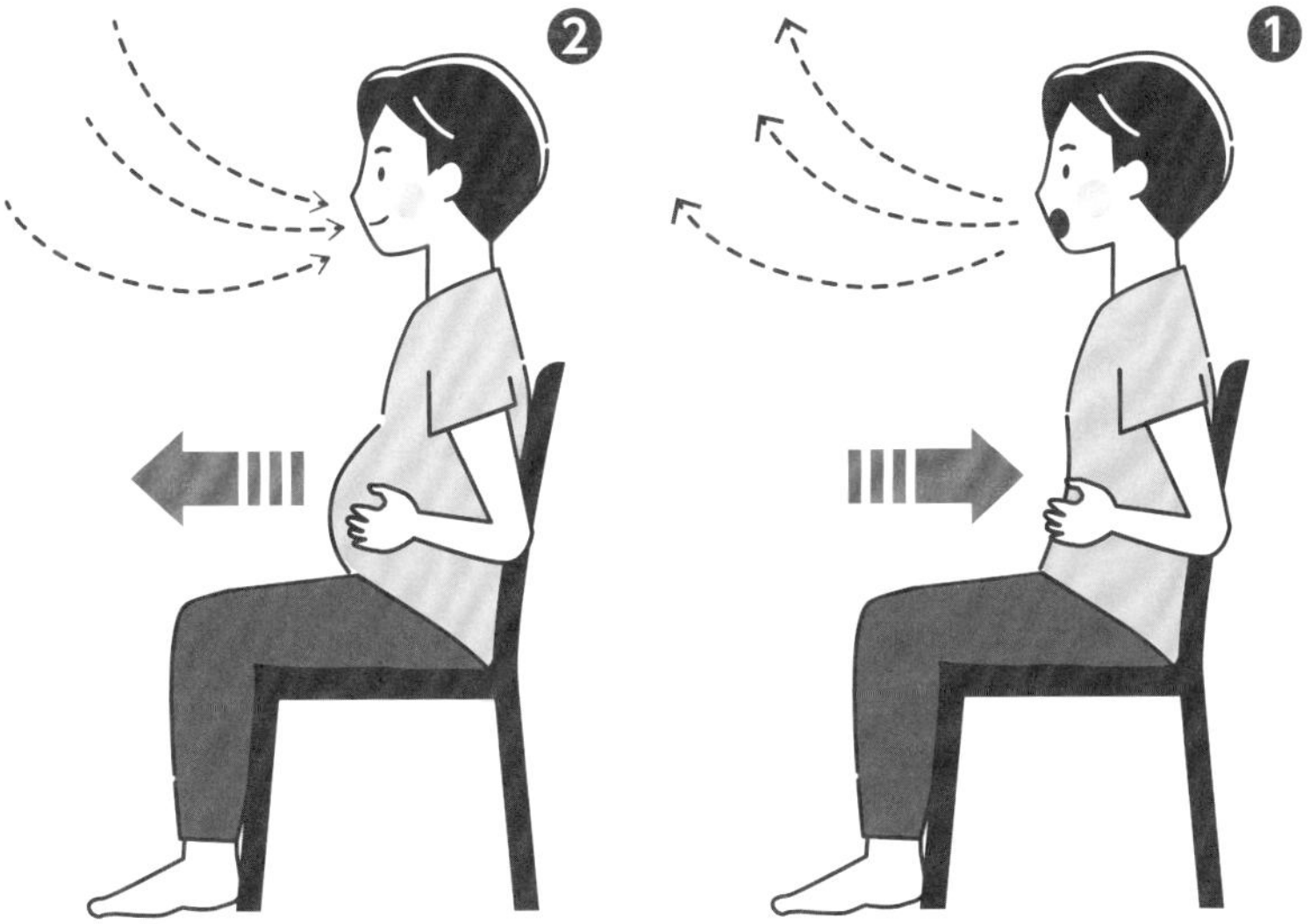


背筋を伸ばして、鼻からゆっくり息を吸い込む。このとき、おへその下（丹田）に空気を溜めていくイメージでお腹をふくらませる。

口からゆっくり息を吐き出す。お腹をへこましながら、からだの中の悪いものをすべて出しきるように、そして、吸うときの倍くらいの時間をかけるつもりで吐くのがポイント。

※日本医師会（Japan Medical Association）「腹式呼吸のやり方」より
https://www.med.or.jp/komichi/holiday/sports_02_pop.html

## 1-2 まずは身につけたい正しい歩き方

次に、効果的なウォーキングを実践してみましょう。

まず歩き出す前に、姿勢から正していくことが大切です。胸を張って背筋をまっすぐ伸ばします。ミトコンドリアはとくに背筋や太ももなどの姿勢を保つために必要な筋肉群に多く存在し、**普段の生活の中で背筋を少し伸ばすように意識するだけでも細胞内のミトコンドリアが活性化**します。

そのうえで、一歩を踏み出します。ウォーキングは有酸素運動の代表的なものの一つであり、簡単に実践できる点が魅力的です。ウォーキングでミトコンドリアを活性化させるためには、以下のポイントに注意することが大切です。

### 1 長時間・中程度の強度で行う

ミトコンドリアを活性化させるには、長時間にわたって中程度の強度で運動することが重要です。具体的には、週に3回以上、30分以上のウォーキングを行いましょう。また、運動中の心拍数は最大心拍数（＊2）の60〜80％程度を目安にしましょう。

## 正しいウォーキングの勧め

慣れるまではゆっくりあせらず、正しく姿勢をキープするよう心掛けよう。15分から25分に一度は水分補給もお忘れなく。

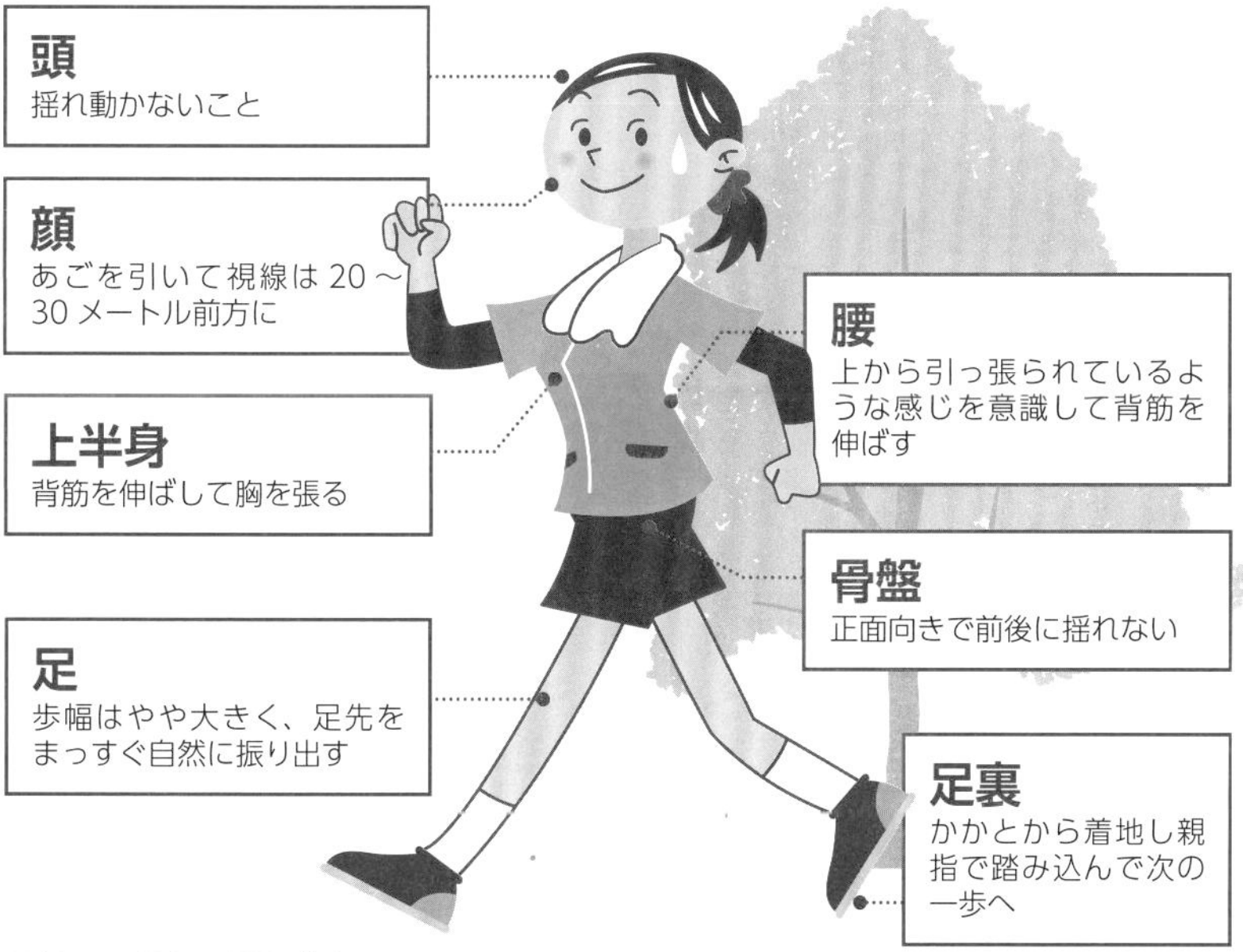
頭
揺れ動かないこと
顔
あごを引いて視線は20～30メートル前方に
上半身
背筋を伸ばして胸を張る
足
歩幅はやや大きく、足先をまっすぐ自然に振り出す
腰
上から引っ張られているような感じを意識して背筋を伸ばす
骨盤
正面向きで前後に揺れない
足裏
かかとから着地し親指で踏み込んで次の一歩へ

### 正しい足の運び方

①～④の順に、正しい足裏の重心移動を心掛ける

❶ かかとで着地
⬇
❷ 小指の付け根
⬇
❸ 親指の付け根
⬇
❹ 親指で踏み込む

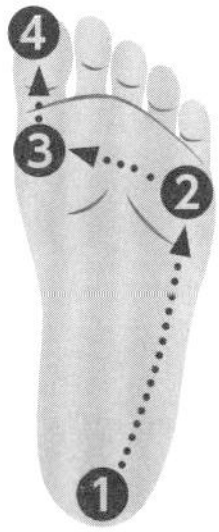


※広島県国民健康保険団体連合会 コッピーの健康ライフ 歩き方より
https://www.hiroshima-kokuhoren.or.jp/healthy_life/walk06.html

### 2 適度なスピードで歩く

ウォーキングのスピードは、あまりゆっくりしすぎず、またあまり速くしすぎないように調整しましょう。通常歩くスピードよりもやや速く、かつ話しながら行うことができる程度が適切です。

### 3 継続的に取り組むこと

ミトコンドリアは、運動を継続的に続けることで増やすことができます。初めてウォーキングを始める場合は目標を短めに、徐々に距離や時間を伸ばしていきましょう。

買い物の行き帰りや通勤時、あるいはちょっとした街歩きのついでに、いつでもウォーキングの機会はあります。エスカレーターやエレベーターを使わず、階段を昇り降りするだけでも同様の効果は得られます。普段から意識して、一歩でも多く足を踏み出すようにしましょう。その地道な一歩一歩がミトコンドリアを活性化する生活習慣作りの基本です。

## 1-3 森林浴ウォーキングでミトコンドリア活性

もし時間にゆとりがあるようなら、ウォーキングの場所にもこだわってみましょう。と

## フィトンチッドの健康効果

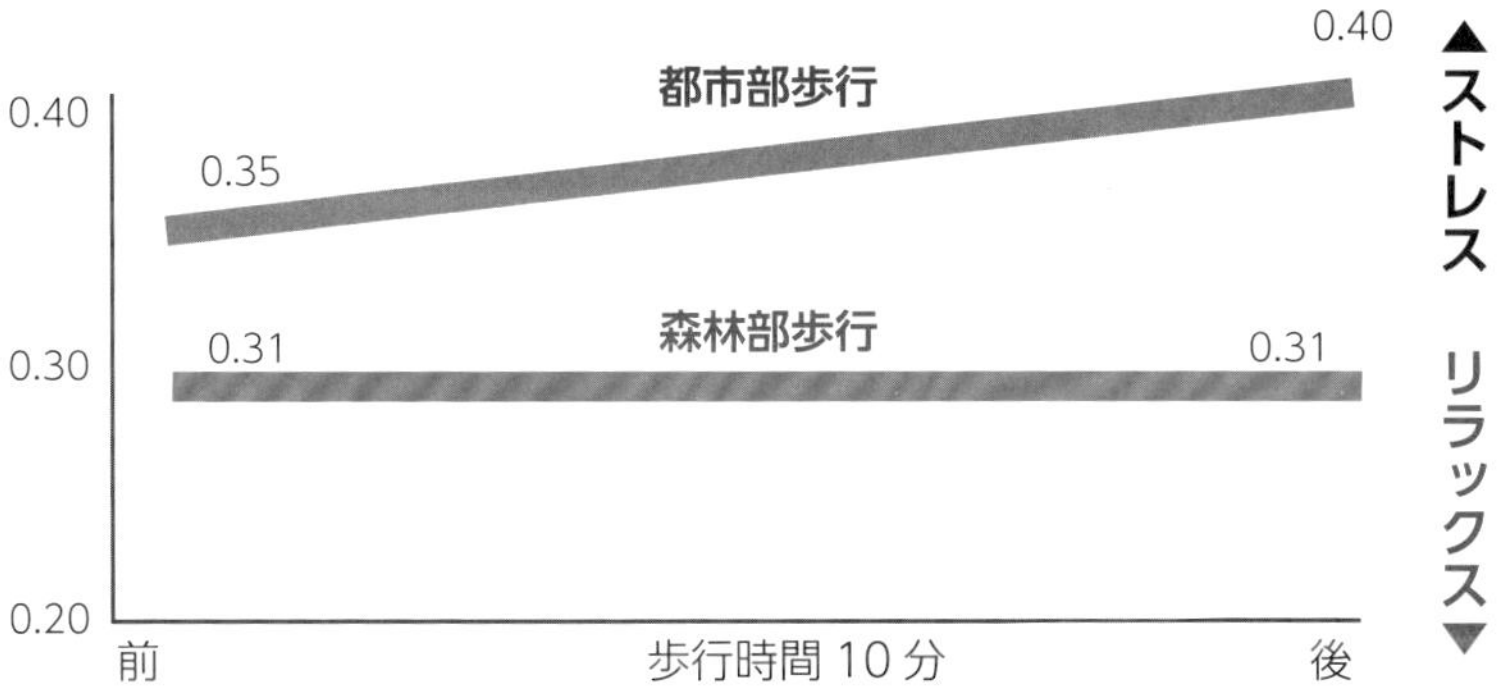


都市部と森林部で10分間歩行、その前後で代表的なストレスホルモンであるコルチゾールの濃度を比較。都市部ではストレスによりコルチゾールの値が上昇したが、森林部では低めで安定したままだった。このことから、フィトンチッドの影響で副交感神経の働きが優位になり、心身がリラックスしたことが示唆された。

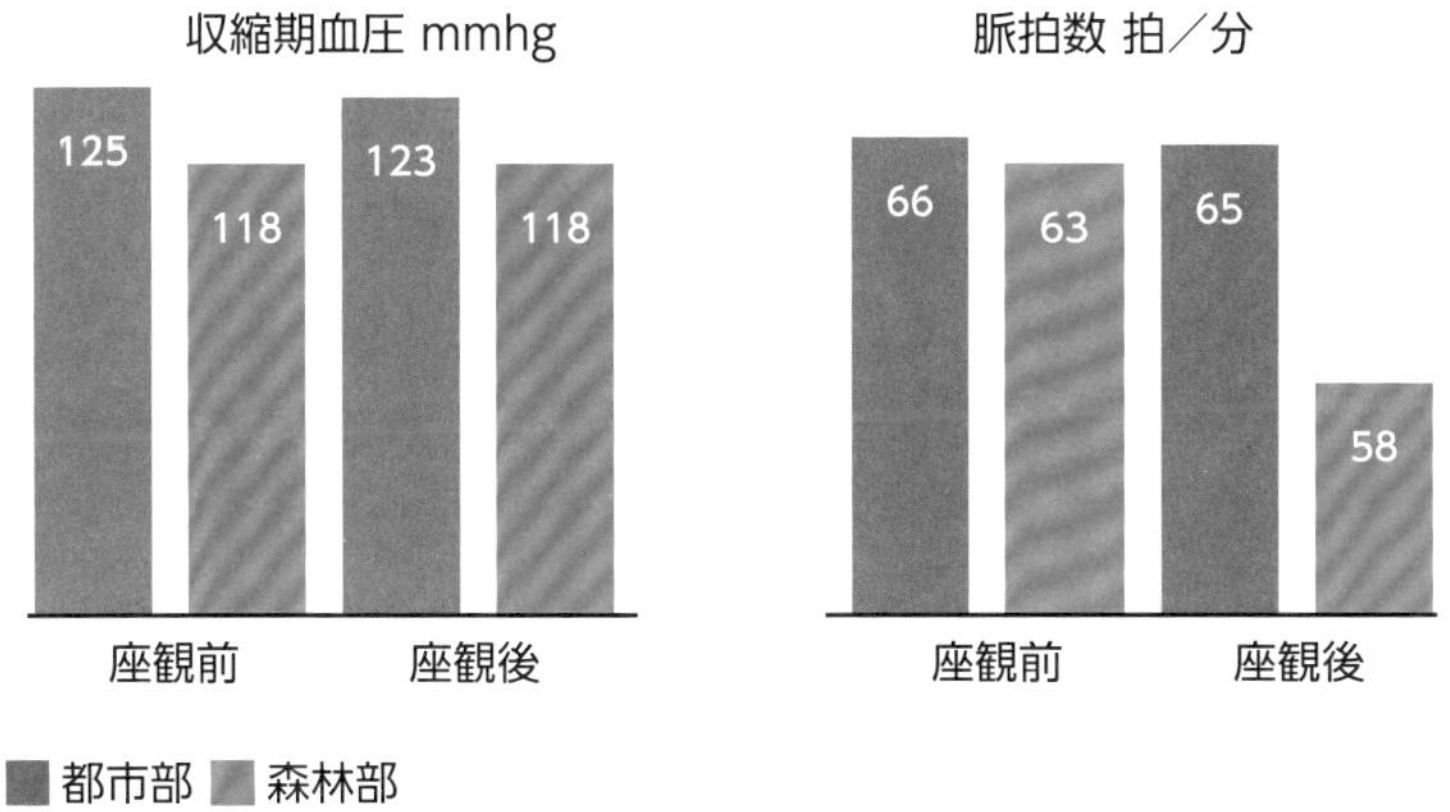


都市部と森林部の両方で、座観（森林セラピーの一環で、自然の中で静かに座り、深呼吸しながら過ごすこと）の前後で血圧、脈拍をはかったところ、森林部では明らかに脈拍数が下がりリラックス効果が得られたことが明らかになった。

※フィトンチッド（森林浴成分）の様々な効果についてより
https://www.phytoncide.co.jp/medical.php

くにお勧めは森の散歩です。少し足を延ばして、樹々に囲まれた小道を普段と同じようなペースで歩いてみると、それだけでミトコンドリアの活性化について特別なボーナスを得ることができます。

森林を訪れると、さわやかな空気に感動して思わず深呼吸してしまいます。**古くから森の空気が健康を増進することは知られており、「森林浴セラピー」**（＊3）**や「自然療法」といった医療としての効能からも明らかにされています。**

この森林の空気にあふれているのが、樹木が作り出し放出するフィトンチッド（※ⅱ）です。フィトンチッドは、植物が放出する揮発性物質であり、抗酸化作用があります。また、**フィトンチッドは呼吸機能を改善し、ミトコンドリアの活性化を促す**ことが知られています。これらの作用が相乗し、森林浴がミトコンドリア病（※ⅲ）の治療や予防にも効果があると考えられています。

林野庁でも、急速な高齢化社会やストレス社会の進行に伴って森林の保健休養機能に注目し、森林浴の促進に力を入れています。多様な森林整備や保全活動の要請に対応した国民参加の森林づくりを推進しているので、気軽に出かけてウォーキングを楽しむことのできる環境も整ってきました。

---

※ⅱ　フィトンチッド：1930年ごろにロシア・レニングラード大学のボリス・トーキン博士が発見。植物が傷つけられた際に放出される、殺菌性を持つ揮発性物質を指す

※ⅲ　ミトコンドリア病：ミトコンドリアに異常が生じ、さまざまな症状が現れる病気の総称

ぜひフィトンチッドを味方につけて、森林のパワーでミトコンドリアをさらに応援しましょう。また、森林でなくとも、せめて街路樹や緑の濃い公園を選ぶことで、日々木々の香りを感じることができるでしょう。

【健康長寿の知恵1 まとめ】
●いきなり無理な運動よりも、日ごろの行動習慣を意識する
●まずは腹式呼吸でミトコンドリアに酸素を供給
●少し早めのスピードで30分以上のウォーキングを心掛ける
●どうせ歩くならたまには森に出かけてハイキングもいい

## 【健康長寿の知恵2】少し本気の運動習慣を

一般的に、筋肉量は年齢とともに低下する傾向があります。たとえば25歳をピークとして65歳までの40年間で25%減少し、それ以降の15年間でさらに25%減少するとされていま

す。しかし、これは「何もしなければ」の話であり、いくつになっても適切なトレーニングを行うことでこの減少を防ぎ、筋力や筋肉量を増強することができます。

なぜなら、年齢にかかわらず筋力トレーニングによって筋肉繊維自体の大きさや数、筋肉の質が改善されるからです。さらに、適切な栄養摂取や十分な休養を組み合わせることで、筋肉を増やすことができます。

## 2-1 レジスタンス運動で心身ともに健やかに

ミトコンドリア活性化という観点からはレジスタンス運動（※ⅳ）が効果的です。

レジスタンス運動とは、筋肉に負荷をかける動きを繰り返す運動のこと。自分の体重、ダンベル、またはゴムなどのチューブのような器具を使って負荷量を調整することができます。主な目的は筋肉量の増加であり、筋力向上や筋持久力向上を促します。

高齢者からアスリートまで、さまざまな人が行うことができるトレーニングで、握力や下肢筋力の強化、骨密度の増加、フレイルやサルコペニア（※ⅴ）の予防にも役立つことが知られています。レジスタンス運動では、負荷をかけることで筋肉繊維が微小損傷を受け、

※ⅳ　レジスタンス運動：筋肉が疲労するため十分な回復期間を確保し、週あたり2～3回程度、無理のない範囲で継続的に行うこと

※ⅴ　サルコペニア：筋肉量が減少し、筋力や身体機能が低下している状態のこと

## レジスタンス運動で軽い筋トレを！

レジスタンス運動の中からごく一部をご紹介。

それぞれ1セット10～15回を目安に、1～3セットを無理ない範囲で行うこと。慣れないうちは1セットの回数をさらに減らしても可。すべての運動は体の反動を使わないようにするとより効果的になる。

| | | | |
|---|---|---|---|
| 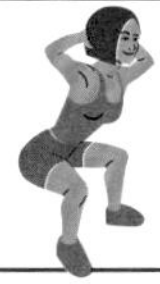 スクワット | 足を肩幅に開き背筋を伸ばして立ち、腰を落としながらゆっくり膝を曲げ伸ばす。 | 効く部位 | お尻まわり～太腿、ハムストリングス（太腿裏）、腹筋、背筋など全身 |
| 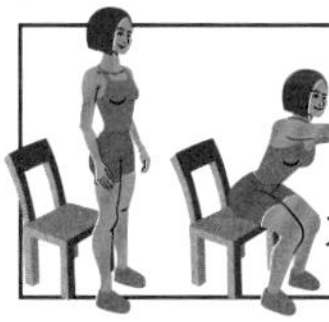 椅子スクワット | 椅子に浅めに腰掛けてゆっくり立ち上がり、ゆっくり腰を下ろす。 | 効く部位 | 太腿～お尻まわりの筋肉 |
| 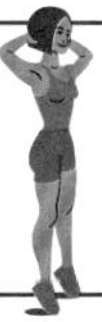 踵上げ | 足を肩幅に開き、膝は伸ばしたまま踵を上げて5秒静止して下ろす。 | 効く部位 | ふくらはぎ～お尻まわりの筋肉 |
| 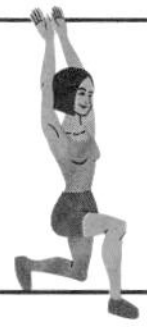 ランジ | 立った状態から片足を前に踏み込み、前に出した足に体重をかけていき、元に戻す。 | 効く部位 | お尻まわり～太腿、ハムストリングスなどの下半身全体 |
| 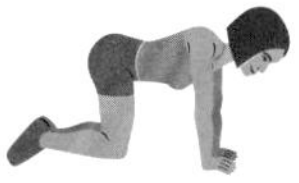 腕立て伏せ（膝つき） | 肩幅より広めに手を床につき、膝も床に付ける。頭から膝まで一直線の状態を保ったまま肘を曲げて上体を上げ下ろす。 | 効く部位 | 腕の筋肉や体幹 |
| 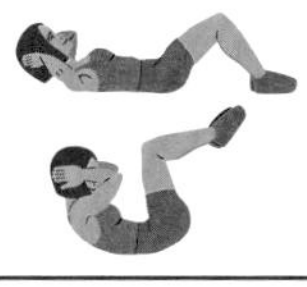 上体起こし | 両膝を曲げて仰向けになり、おへそを見るように背中が床から離れるように上体を持ち上げる。上げた状態で10秒静止し、ゆっくりと戻す。 | 効く部位 | 腹筋を中心に体の前面の筋肉 |

修復するためにエネルギーが必要になります。このエネルギーを得るために、筋肉細胞はミトコンドリアを活性化しATP産生を促進するのです。

## 2-2 高強度インターバルトレーニング（HIIT）にチャレンジ

これはかなり高負荷な運動となりますので、必ず専門家のアドバイスを受けてから慎重に始めてください。とくに動脈硬化の疑いや運動機能が衰えている人は注意が必要です。HIIT（※vi）は短時間に高強度のトレーニングと休憩を交互に行います。この繰り返しにより常に脂肪が燃焼する状態をキープし、体脂肪減少や筋肉増量などの効果が期待されています。さらにミトコンドリアの数が増えるため、「痩せ体質」になることができます。またHIITはミトコンドリア系の機能を増強します。こうして基礎代謝が上がり持久力が向上することで、通常加齢とともに減少するミトコンドリアを活性化することができ、免疫年齢のアンチエイジングにもつながります。

※vi　HIIT：最初から負荷を掛けすぎず、極端な空腹時や食後すぐは避け、十分な栄養素を摂取することが重要

## HIIT トレーニングのやり方

20 秒間に全力で筋肉に負荷をかけ、その後 10 秒休憩という組み合わせを 1 セットとして、計 8 セットを休みなく行うのが基本。4 分間ですべて終了し、筋肉と心臓と肺に非常に強い負荷がかかる。回復が必要なため 2 日おき程度に行うのがベスト。20 秒間全力で行う筋肉トレーニングはほぼ呼吸なしの無酸素運動となり、10 秒のインターバルの間に大量の酸素を取り込むため、有酸素運動の要素も加わる。HIIT は心臓と肺には最大限の効果があるので、半年程度継続して行うことで劇的に心肺機能が向上する。

●バーピージャンプ
①両足をこぶしひとつ分開けて立つ
②しゃがみ込んで両手を床につける
③両足を後ろに伸ばす
④両足をしゃがんだ位置に戻す
⑤膝を伸ばして高くジャンプする

バーピージャンプ ②

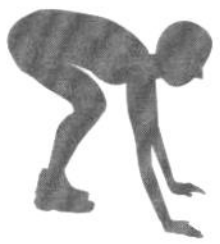

バーピージャンプ ③

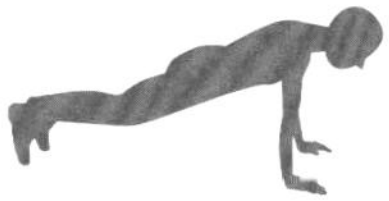

バーピージャンプ ④

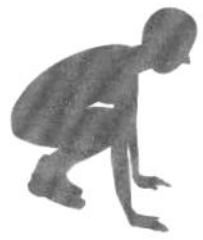

バーピージャンプ ⑤

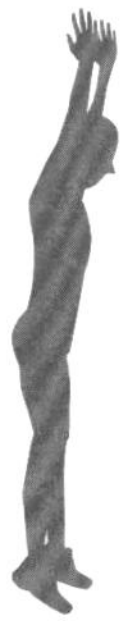

●マウンテンクライマー
①両手を肩幅よりやや開き腕立て伏せの姿勢
②片膝を胸に引き付けるように曲げて、
つま先をつく
③蹴るようにして左右の足を入れ替える

マウンテンクライマー ①

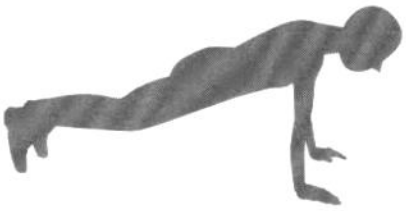

マウンテンクライマー ②

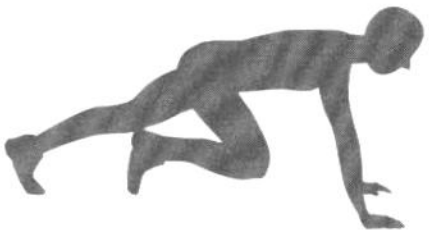

【健康長寿の知恵2 まとめ】

●いくつになっても筋肉を増強することはできる

●負荷をかける動きを繰り返すレジスタンス運動で筋肉を鍛える

●さらにHIITで老い知らずの肉体を手に入れる

## 注釈

＊1　スポーツの実施状況等に関する世論調査：毎年、文部科学省が実施している、日本における成人のスポーツ・運動実施状況に関する調査。各年度の調査方法に違いがあるため、過去の数値と直接比較することはできない点に注意

＊2　最大心拍数：1分間で最も多く心臓が収縮する回数のこと。通常、最大心拍数の計算には、「最大心拍数＝ 220 - 年齢」という式を用いる。ただし、高齢者の場合には別の式が用いられることもあるので要注意

＊3　森林浴セラピー：心身の健康維持や増進、疾病の予防を目的として、森林の持つ癒し効果を体験すること。リラックス効果やストレス軽減、血圧や心拍数の安定、NK 細胞の活性化、がん細胞への免疫力向上などの効果が期待される

# 第4章

# ミトコンドリアが活性化する「食事」の習慣

## 【健康長寿の知恵 3】

# 空腹で元気をみなぎらせる

食事がテーマの始まりにたいへん恐縮ですが、食べたらよいものについてではなく、まず食べないことの素晴らしい効果についてお話しさせていただきます。

食生活の改善を目指す際にもっとも効果的なアクションの一つが、じつは**空腹と仲良くなるという方法**です。空腹を我慢することは辛いですが、乗り越えた先にはその辛さ以上の素晴らしいリターンがあります。元気あふれるミトコンドリアによって、あなたの心も体もエネルギッシュによみがえる。まずは、得られる結果を信じて読み進めてください。

### 3-1 腹七分目のカロリー制限を7週間続ける

1999年、マサチューセッツ工科大学生物学部のレオナルド・ガレンテ教授は、通常の栄養を与えた酵母菌よりも栄養を少なく与えた酵母菌のほうが長寿遺伝子を活性化し寿命がのびることをつきとめました。

さらに金沢医科大学糖尿病・内分泌内科学の古家大祐教授によれば、30代から60代の男性が通常の摂取カロリーから25パーセントを制限した食事を7週間継続したところ、長寿遺伝子の働きは大きく活性化しました。この制限の開始は30代、40代のなるべく早めから始めることで、より老化を遅らせ長生きにつながるといいます。

長寿遺伝子がオンになることで、ミトコンドリアが増加しエネルギーの代謝が高まります。**空腹が長寿遺伝子をオンにすることでミトコンドリアが活性化し、不要なタンパク質や古くなったミトコンドリアを除去し、からだ全体を若返らせて長寿を実現する**可能性があるということです。

毎日の食事を厳密に制限することは難しいのですが、**お腹いっぱいの満足感をあきらめて腹七分目で食事を終えるようにする**とよいでしょう。

どうしても7週間の食事制限が耐えられそうにないのなら、次のような方法もあります。

## 3-2 短期の絶食（ファスティング）にチャレンジ

空腹は辛い！もちろんその通りです。

生存に直結するため、人は飢えないように行動するという本能があります。食欲が増すことで必要なエネルギー源を求めて補充するので、飢えたくない、空腹は嫌だ、というモチベーションは生きる原動力でもあります。

空腹の赤ん坊が火が付いたように泣きじゃくるのと同じことで、空腹時には大人になっても脳内に耐えがたい欲求があふれてきます。

けれども、人は誕生してからずっと満腹でいられたわけではありません。どちらかといえば、ほんの数十年前までは人々は飢えていることのほうが多かったのです。人が誕生して以降、長い飢餓との闘いの歴史がありました。むしろ、飽食の時代といわれている現在のほうが人にとっては極めて珍しい状況です。ですから、**食事に困らないという事態に、じつは人の体は適応できていないのです**。

欲求に従って食べ続けていては、栄養過多となりからだの機能は劣化します。**生活習慣病の多くは、人の体に備わっている身体維持機能に対して供給過多、つまり食べすぎ飲みすぎであることに起因しています**。

飢え死にするような過度なリスクを除けば、適度な空腹こそは健康の源です。

体内には飢えた状態になってこそ頑張るシステムがたくさん準備されています。先の長

## マウスのエネルギー摂取制限効果<br>若返りという可能性も！

### ■エネルギー摂取量の制限率がマウスの寿命に及ぼす影響

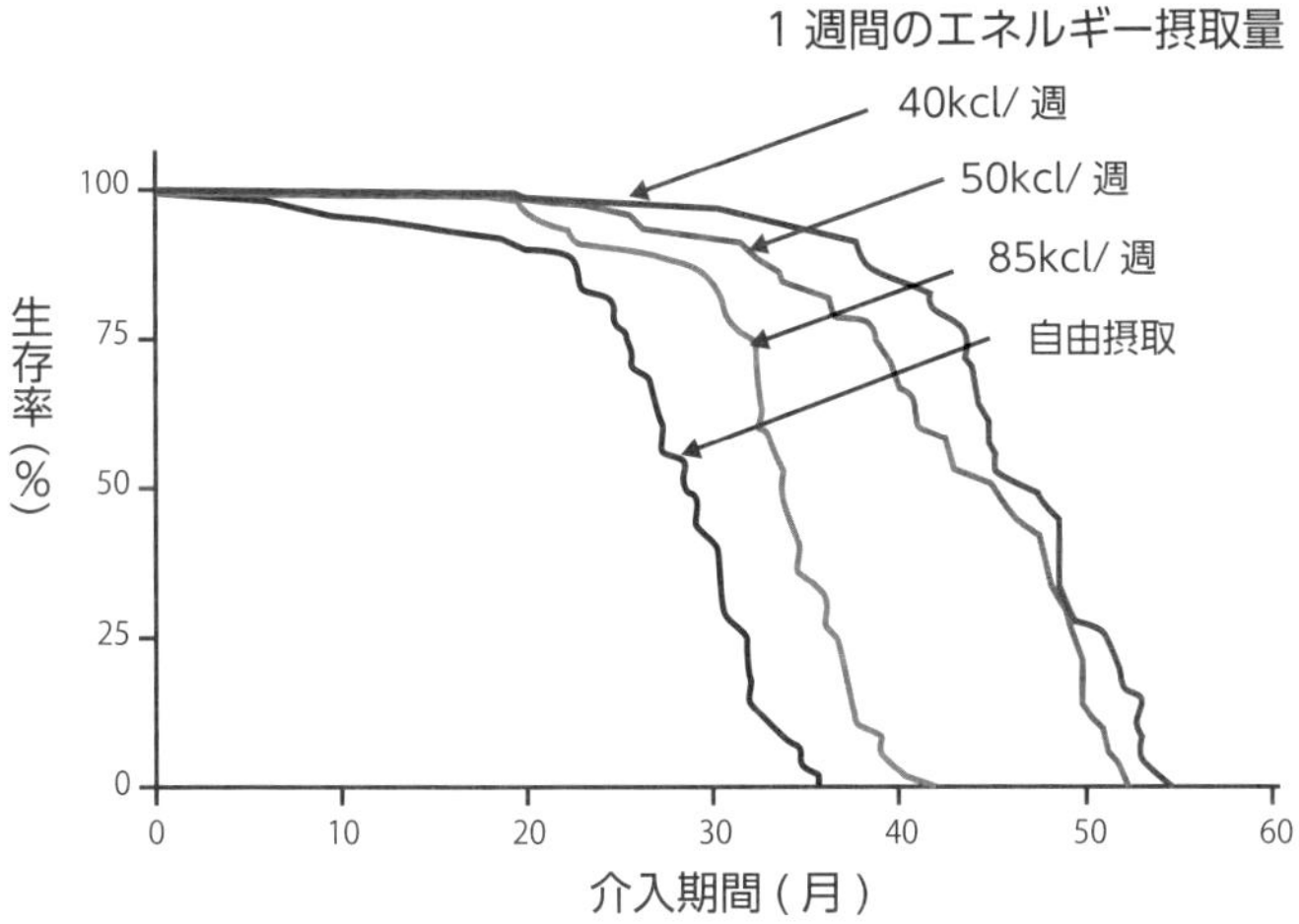


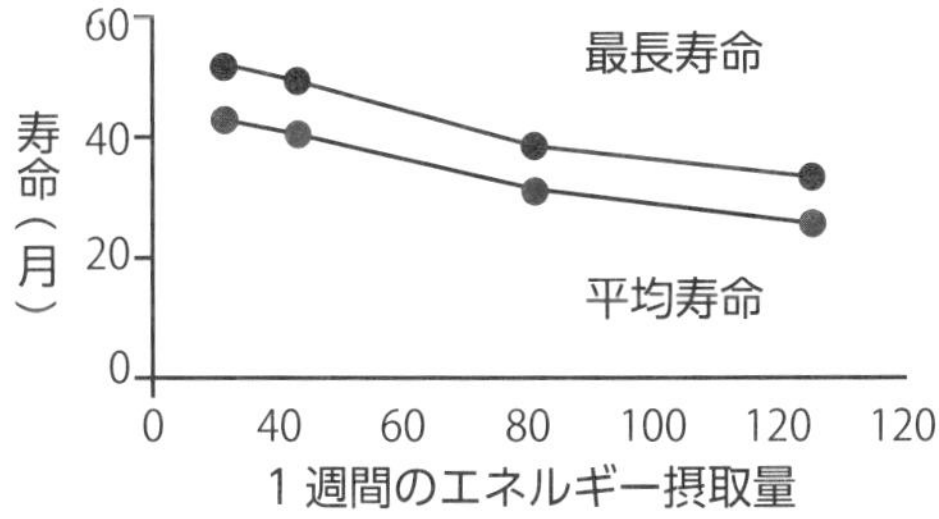


Weindruch R, Walford RL, Fligiel S, Guthrie D. J. Nutr. 1986;116:641. PMID: 3958810 DOI: 10.1093/jn/116.4.641

図中の「最長」とは各グループで生存期間が長かったほうから数えて 10 分の 1 に入るマウスの平均生存期間を示している。エネルギー摂取量を 20 ～ 40％減らすことで、減少に比例してマウスの寿命が 20 ～ 50 パーセント延びた。この時の実験動物の年齢は人の年齢に換算すると 120 歳もしくはそれ以上に相当する。

寿遺伝子やミトコンドリアもその一つです。その他にも、実践してみることによって空腹の辛さに耐えたのちに得られるメリットが想像以上に多いことがわかるでしょう。

さて、そのようなメリットを頭に叩き込んで、それでも毎日の食事を少し減らすという地道なチャレンジに腰が引ける人には、以下のような時間を限定した絶食（ファスティング）はいかがでしょう。

終わりのない食事制限よりも時間的なゴールが見えていること、しっかり食べてもよいタイミングが確保されているという安心感は大いにあなたを勇気づけてくれるはずです。

**週2日間絶食は、1週間のうちの2日間は食べない（極端なカロリー制限）で、残った5日間を通常に食事をとるという方法です。**

食べない期間でも男性で1日に600キロカロリー、女性で500キロカロリーの食事はOKです。これは通常の食事の約25パーセントにあたる量で、残りの5日間はとくに制限はありません。

世界的ベストセラーとなった『週2日ゆる断食ダイエット』（幻冬舎刊）が提唱する方法で、世界中で大きな話題となりました。週に5日は普通に食べてもよくて、絶食期間の2日間もいつもの4分の1という少量ながら食べてもよいというので、なんとなくできそ

## 空腹に打ち克つ時間制限ありの絶食方法

### ■週2日間絶食（ファスティング）1週間の食事日 例

| 1日目 | 2日目 | 3日目 | 4日目 | 5日目 | 4日目 | 4日目 |
|---|---|---|---|---|---|---|
| 通常食 | 通常食 | ファスティング 500kcl（女性） 600kcl（男性） | 通常食 | ファスティング 500kcl（女性） 600kcl（男性） | 通常食 | 通常食 |

摂取カロリー

※絶食の日は連続しないように日を開けてください。

### ■1日16時間絶食（ファスティング）1日の食事時間 例

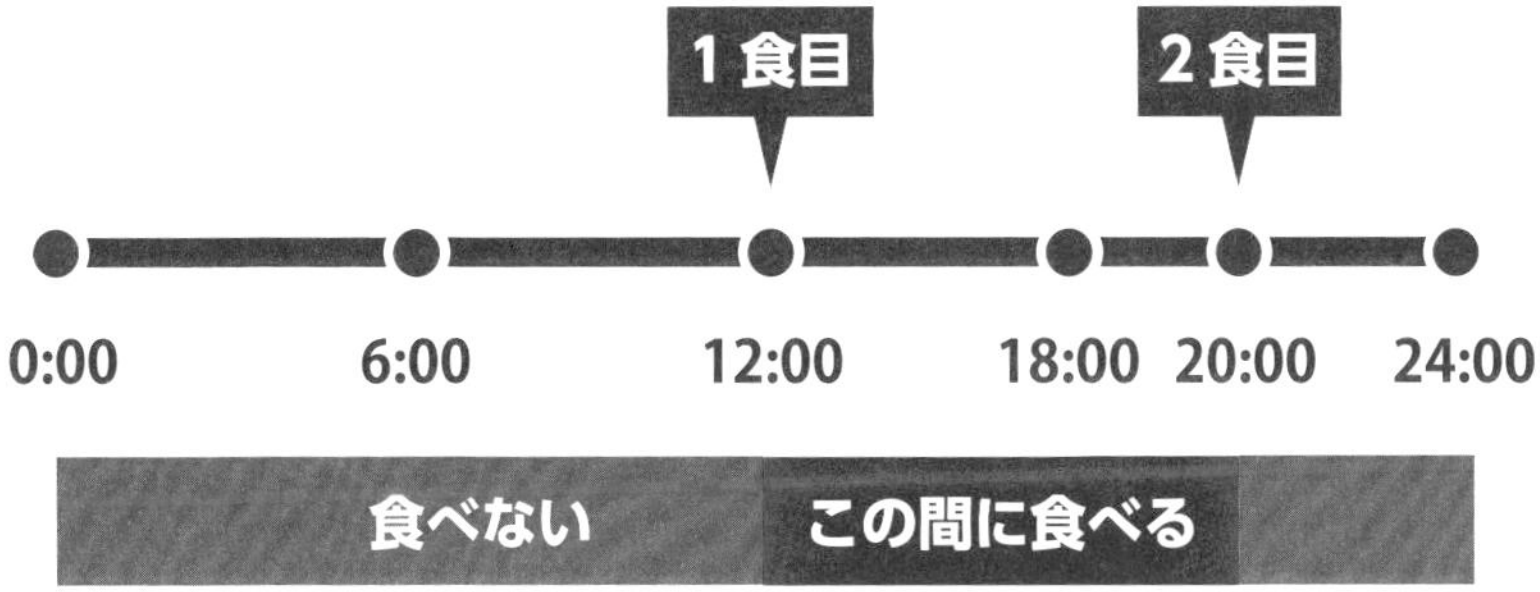


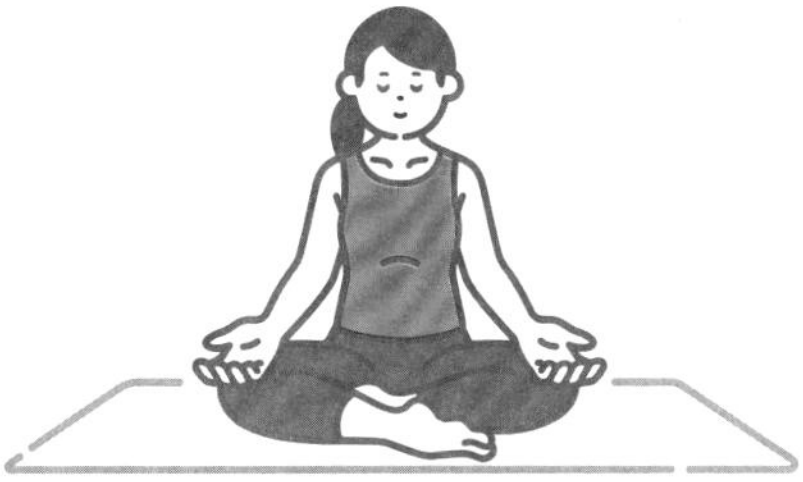

※高齢者の方、体調不良の方がファスティングを始める際は、必ず医師、専門家に相談してください。

うな気にさせてくれます。

ただし、楽そうに見えても最初のころはかなりの空腹感に悩まされます。そして、摂食障害や栄養バランスが気になる方は、専門家に相談するなどしっかり準備してから始めてみましょう。

もう一つ、**1日16時間絶食は、1日24時間のうちの16時間は食べないでいる、残った8時間の間に食事をとるという方法です。**

16時間は、お茶やコーヒー、ダイエット用のドリンク以外に口にしませんが、8時間は何を食べてもよいというのがルール。カロリー摂取を抑えるのではなく、自律神経を整え胃腸のオートファジー効果（※ i）やミトコンドリアを含む細胞の活性化により痩せやすい体質になることが目的です。

【健康長寿の知恵3　まとめ】
●空腹はミトコンドリア活性の妙薬
●腹七分目を良しとする
●1週間のうち2日だけ摂取カロリーを通常の25パーセントに

※ i　オートファジー効果：細胞内の老廃物を分解し、新しい細胞を生み出すプロセス。細胞内の不要物を削減することによって、正常な細胞機能を維持する

●1日16時間絶食で1日のうち16時間は食事を我慢する

## 【健康長寿の知恵4】お茶ってすごい！ ティータイム超健康術

お茶を飲む習慣は、紀元前2700年頃に神農（※ii）が薬として発見したことが始まりといわれています。以降、古代中国において、お茶は薬として発達しました。唐の陸羽が執筆した世界最古のお茶の本『茶経』にも、お茶は医療にも用いられたことが記されています。

一方、エチオピアの伝承によると、およそ6世紀ごろに羊飼いがコーヒーの実を発見し、その後アラビア半島でコーヒーの栽培が始まったとされています。こちらもまた初期には眠気覚ましの薬として重用され、あるいは飢えを癒し疲労を回復し、猛威をふるっていた疫病にも効果があったと伝えられています。

そのほかアフリカではルイボスティー（＊1）が、南米やアメリカではマテ茶（＊2）が親しまれ、ヨーロッパではタイム（＊3）やカモミール（＊4）などのハーブティーも人気があ

※ii　神農：中国古代の伝説上の帝王、薬学の始祖として中国伝統医学の発展に寄与したとされる

ります。さらに、アジアでは中国や台湾、香港などで菊花茶（＊5）やドラゴンフルーツ茶（＊6）が飲まれています。いずれも、お茶やコーヒーと同様に植物を抽出して作られる飲み物です。

**これらは嗜好品として親しまれているだけでなく、そのすべてが何らかの身体的、精神的効果効能を持ち、それぞれ伝統的な健康習慣として定着しています。**そう考えると、健康長寿の食卓にティータイムをセットにしない手はありません。そこにはミトコンドリアを活性化してくれる素晴らしいひと時が待っています。

## 4-1 エビデンスが明らかにしたブレンドティーのパワー

本項のテーマはハーブティーと、いくつかのハーブを混ぜ合わせたブレンドティーです。ハーブティーの歴史は非常に古く、古代エジプト（＊7）や古代メソポタミア（＊8）で薬用に用いられていたとされています。しかし、大きな影響を与えたのは古代ギリシャの医学の祖、ヒポクラテス（※iii）です。**彼が260種類以上の薬草から、400種類を超え**

※iii　ヒポクラテス：古代ギリシャの医師。臨床と観察を重点的に行い、科学的に医療することを始め医学を大きく進歩させた（紀元前460年ごろから紀元前370年ごろ）

**る処方を編み出し、その中には水で煮だした薬草を飲むというハーブティーの元祖というべき記録が残されています。**

その後、中世には修道院を中心としてハーブ療法の発展が進み、15世紀には異国のスパイスや紅茶がヨーロッパへ伝来しました。紅茶習慣の拡大とともにハーブティーも嗜好品として用いられるようになります。

**17世紀にはイギリスのニコラス・カルペパー**（※ⅳ）**がハーブ療法を一般に広めましたが、**19世紀には化学薬品の登場によりハーブ療法は衰退しました。しかし、20世紀に入り戦後の自然ブームにより再びハーブが見直され、現在へと続くハーブティーブームが到来しました。

数千年にわたって人々の健康を支えてきたハーブには無数の種類があり、その働きについて現在では科学的にも確認されています。**鎮静作用や抗酸化作用、免疫の活性化、消化促進、抗菌・抗ウイルス効果**などの健康効果が明らかにされています。また、ハーブによっては、**アレルギー対策、アンチエイジングや美容、リラクゼーションやストレス対策、ダイエット、体内デトックス**など、特定の効果が認められているものも多くあります。

自然の力には無限の可能性があり、研究が進むほどハーブの未知なる可能性はさらに広

※ⅳ　ニコラス・カルペパー：17 世紀に活躍したイギリスの薬剤師。多くのハーブの伝統的な使用方法と知識を一般の人々へ広めた

がっていきます。

では当書のテーマであるミトコンドリアの活性化という観点から、最先端の技術を用いて研究するとそこに何が見えてくるのでしょうか?

以下の研究事例が参考となります。

## 「研究事例 ブレンドハーブティーによる筋脳相関活性化」

まず、当研究調査については、著者である白川太郎先生が賛同し片倉喜範先生が主体的に進めていることをはじめにお断りいたします。また、ここで得られた基礎研究の成果は対象となっているハーブティーの効果を保証するものではないことをご了承ください。

そのうえで研究により得られた結果と、そこで示された可能性について、2022年8月に「日本食品科学工学会第69回大会」で発表された基礎研究中間発表をもとにわかりやすくレポートしていきます。

ここで研究対象となっているブレンドハーブティーとは、**レッドクローバー**(*9)、**インディアン・セージ**(*10)、**ハーバリーン**(*11)、**ウーロン茶**(*12)**をブレンド**したハーブのティーバッグです。

## 最初の試験ターゲットは筋肉

### ■当該ブレンドハーブティー試験用のサンプルを作成

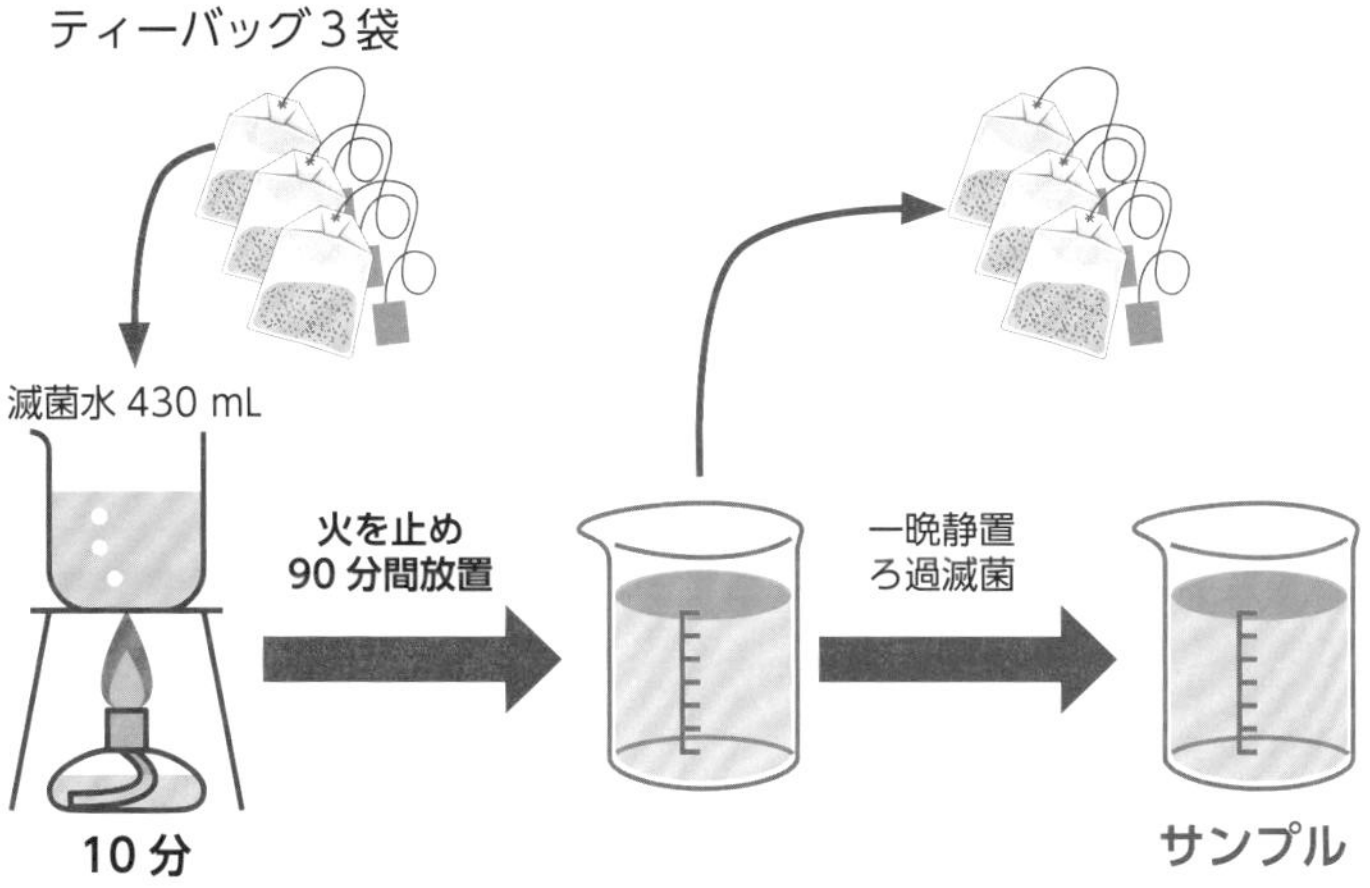


### ■筋肉の増強を確認

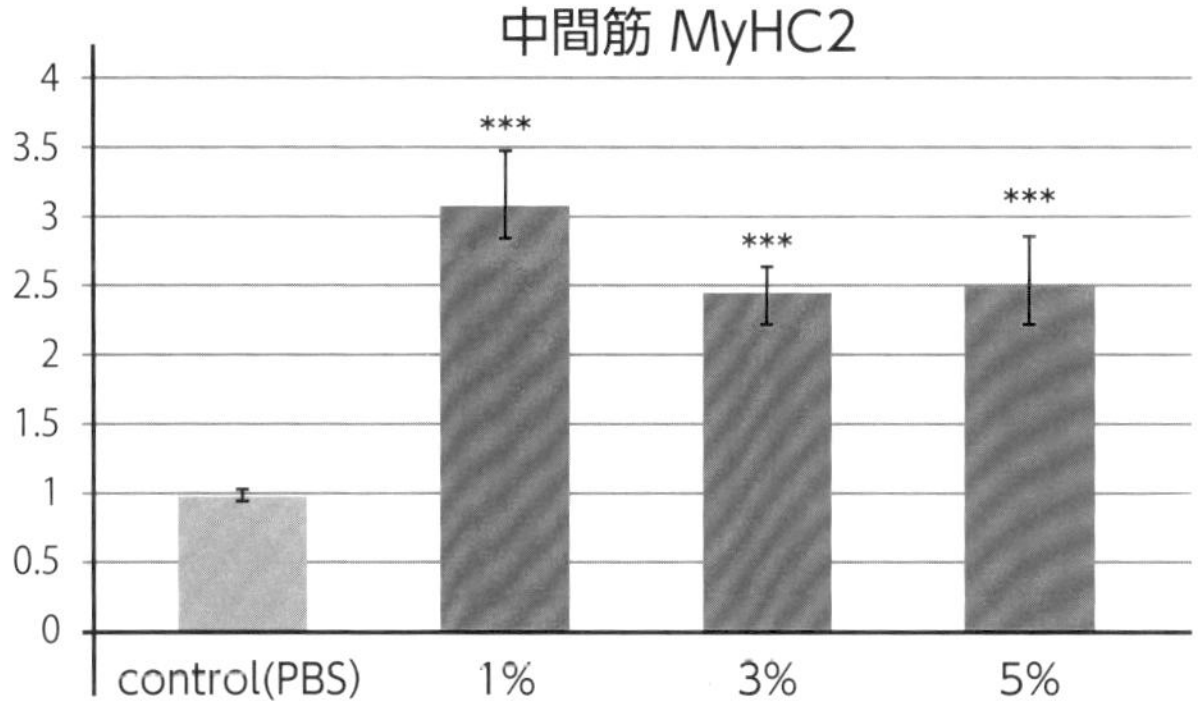


筋肉には遅筋、中間筋、速筋がある。遅筋はもっともミトコンドリアが多く、持久力を発揮し、速筋はミトコンドリアがもっとも少なく、瞬発力を発揮する。今回の試験でもっとも増強を示した中間筋は、その両方の特徴を併せ持っている。このグラフのように中間筋は 1%・3%・5% のすべての濃度のサンプルで増加した

この商品はアメリカで誕生し日本でも20年の販売実績があります。その歴史の中で、愛用者から多くの感想が寄せられていました。脳機能改善から抗腫瘍、生活習慣病やロコモティブシンドローム対策まで、口コミレベルの評判ではありますが、それでもずっと熱心に愛用する方々のコメントには耳を傾けたくなるリアルな体感があります。

今回の研究の原点もここにあります。

その無数の可能性の中から最初に研究対象として注目したのは、ダイエット効果でした。多くの使用した感想や意見を机上に置いたとき最初にたどり着いたのは、このブレンドハーブティーは筋肉に働いて増強しミトコンドリアを活性化しているかもしれないという仮説です。まずそのことを明らかにするために研究がスタートしました。

筋肉に対する活性効果を調査するために、筋肉細胞（※ｖ）にこのハーブティーを添加し解析しました。その結果、明らかになったことは**ハーブティーを添加した筋肉細胞は増加し、同時にミトコンドリアも増加したということです。ミトコンドリアに関してはこれまでに調査した他の食品に比べてその変化は顕著で、数も面積も活性も明確な増加を示しました。**

また、ミトコンドリアが活性化しているなら同時に長寿遺伝子にも作用しているかもし

※ｖ　筋肉細胞：筋肉の構造単位である筋線維を構成する細胞。ミトコンドリアが豊富に存在しており、筋肉のエネルギー供給に不可欠なATPを産生する

## 健康とパワーを生み出す仕組み

### ■当該ブレンドハーブティーはミトコンドリアを増強し活性化

ブレンドハーブティーを添加した筋肉細胞を調べると、ミトコンドリアの数および活性も、ブレンドハーブティーの濃度（1%・3%・5%で比較）が濃いほど増加、活性化することが明らかになった。

ミトコンドリア数

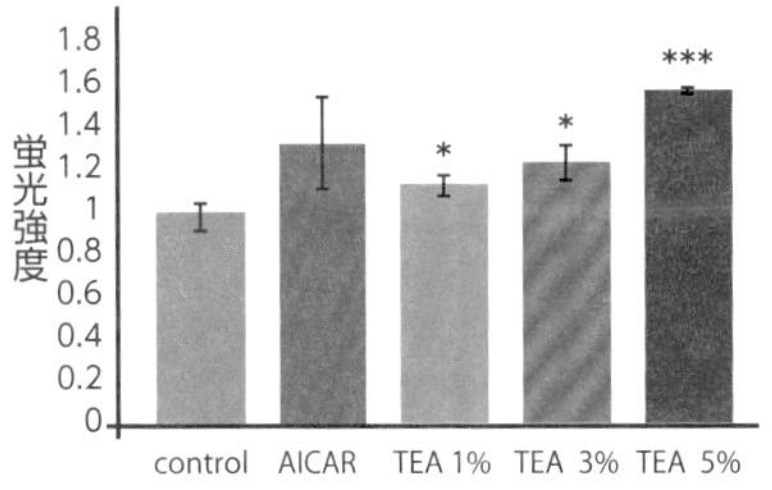


ミトコンドリア活性

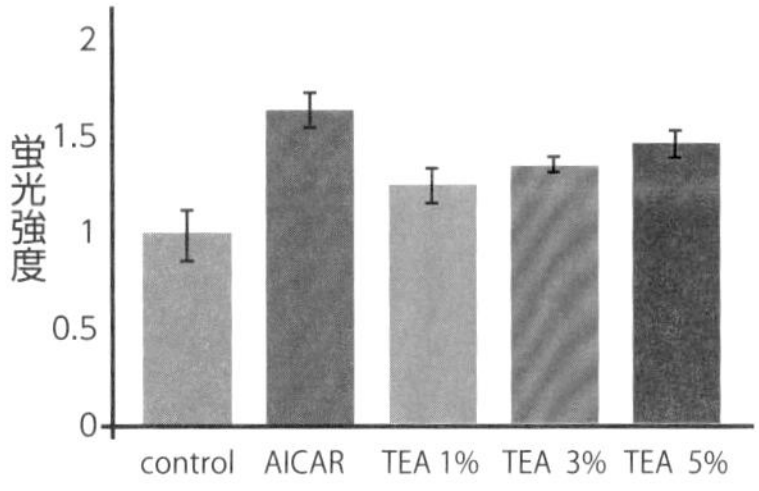


### ■相乗効果により ATP 産生を促進

ブレンドハーブティーは中間筋を増大させ、さらにミトコンドリアの数を増やして強化し、その相乗効果で活動のエネルギー源となる ATP の産生を増大することが示唆された。

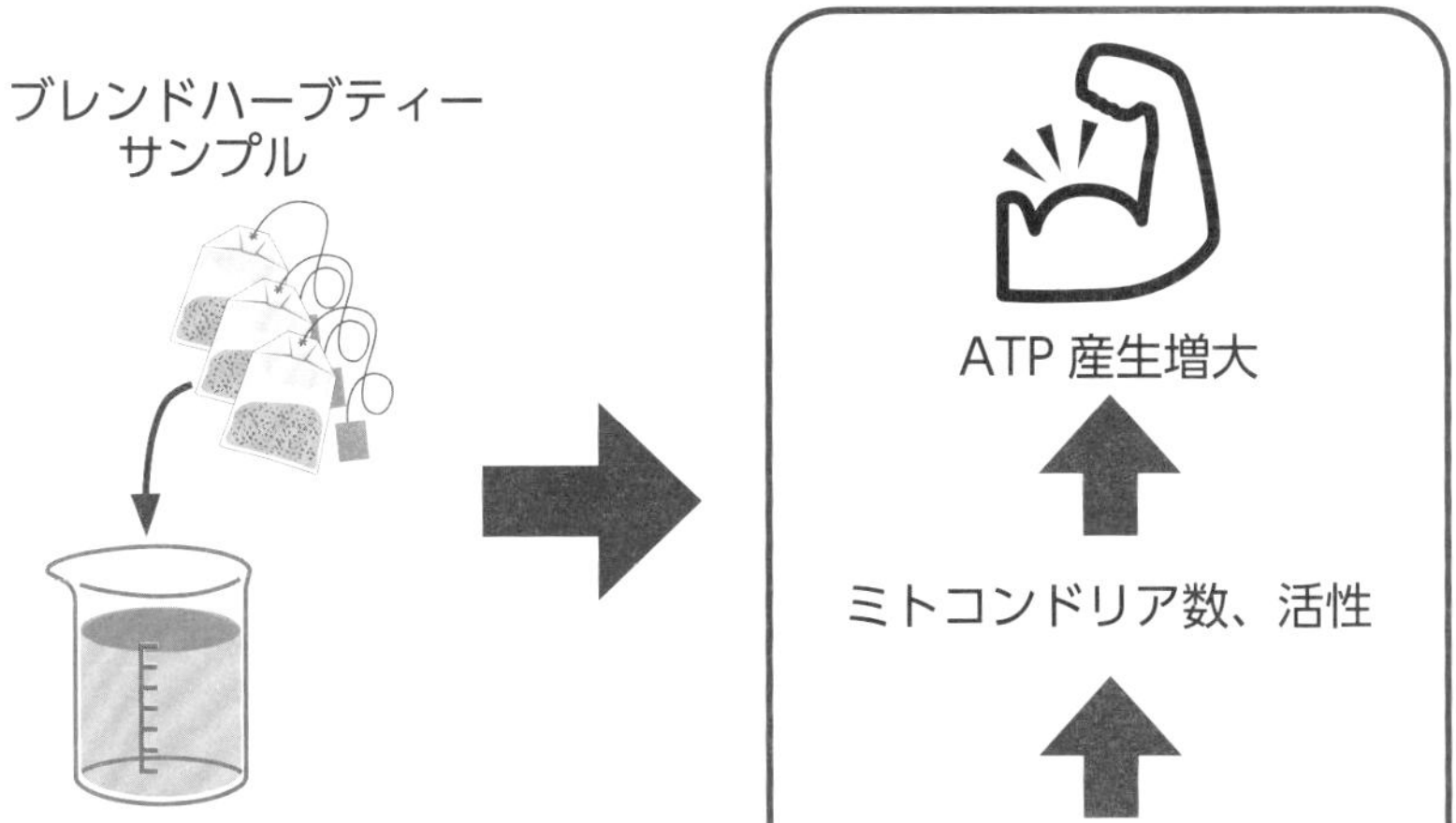

れないというもう一つの仮説がありました。長寿遺伝子SIRT1（※vi）は代謝や炎症を抑え寿命延長の働きがあり、ミトコンドリア活性に対してさらにその上流から影響を与えるように働いているからです。

筋肉に対する活性効果を調査したのと同様の方法で今度は長寿遺伝子に対する効果を解析すると、やはりハーブティーを添加した筋肉細胞の長寿遺伝子は活性化されていました。

これらの試験結果から、**このハーブティーは飲用するだけで運動したときと同様に筋肉を活性化し、ミトコンドリアや長寿遺伝子を増強する可能性が示唆されました。**

体内でもっともミトコンドリアが多く存在している器官の一つが筋肉で、そしてもう一つは脳です。ですからミトコンドリアが活性化するなら、**運動機能だけでなく脳機能にも影響を与える**かもしれません。

これを次の仮説として研究を進めました。

先の試験で用いたハーブティーを振りかけた筋肉細胞の培養上清を、今度は神経細胞（※vii）に添加しました。

培養上清とは、細胞を培養する際に使う培養液から細胞や細胞の残骸、代謝物質や老廃物を取り除いた生理活性物質だけを含む物質のこと。これには細胞から分泌される多くの

※vi　SIRT1：長寿遺伝子の一種であり、細胞の生存を促進する働きを持つ酵素

※vii　神経細胞：情報処理と情報伝達に機能を特化した神経系を構成する細胞。ニューロンとも呼ばれる

## 長寿遺伝子 SIRT1 の活性化が生み出す健康ライフ

### ■長寿遺伝子に対する効果

ブレンドハーブティーを添加した筋肉細胞を調べると、ブレンドハーブティーの濃度（1%・3%・5%で比較）が濃いほど、長寿遺伝子 SIRT1 を増強する可能性が示唆された。

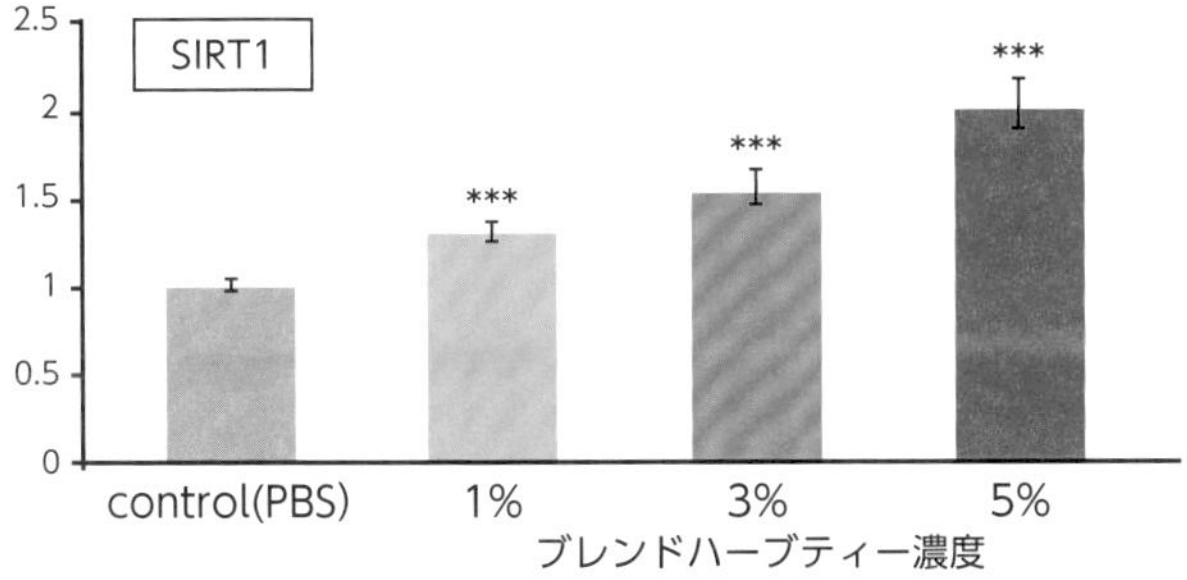


### ■長寿遺伝子増強による効果

長寿遺伝子 SIRT1 が活性化すると、寿命の伸長だけでなく、以下のような多岐にわたる健康効果が期待できる。

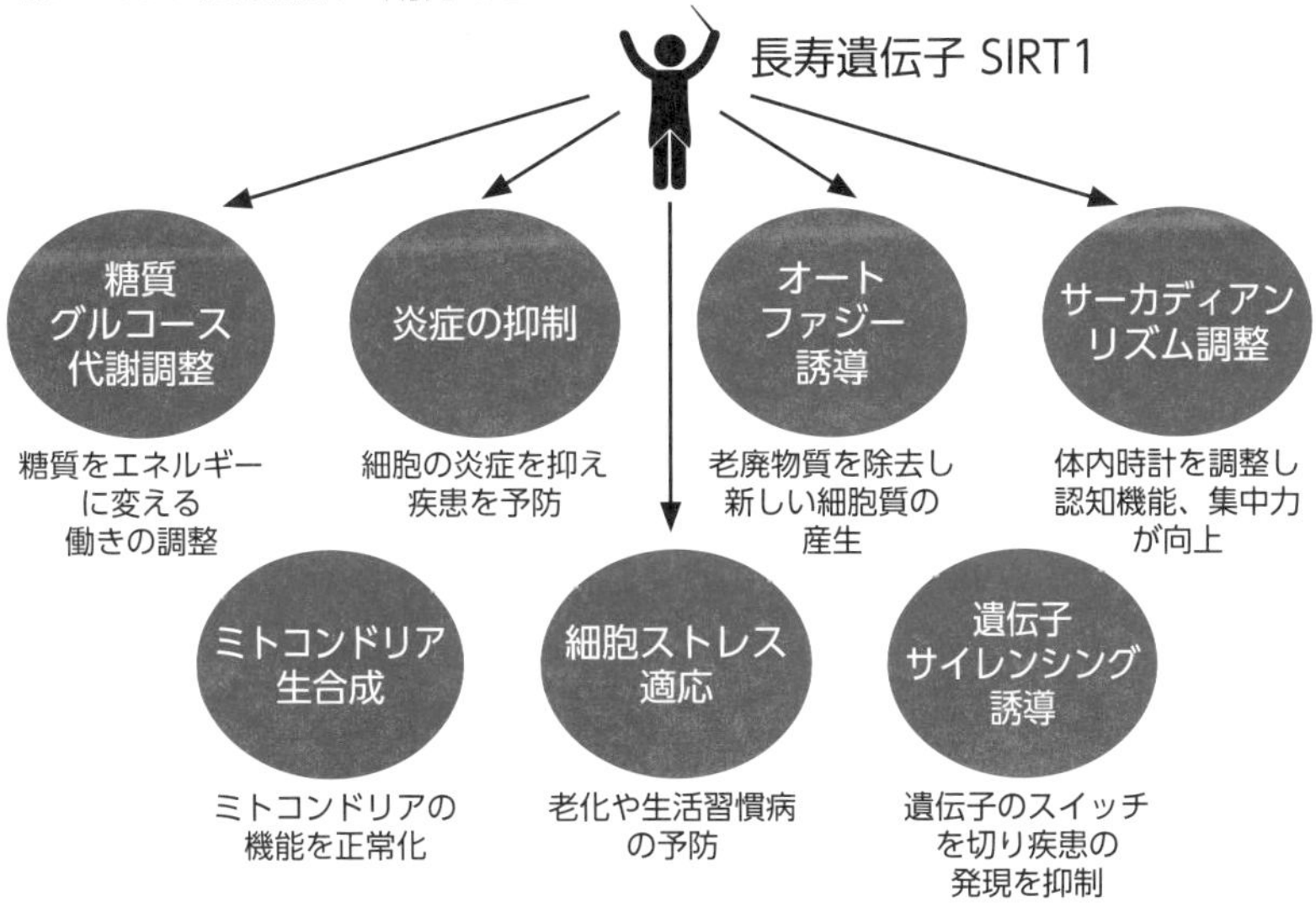

成分が含まれています。つまり、ハーブティーの添加により筋肉細胞が増強していく過程で作られた、様々な成分が含まれる滋養豊富なエキスです。

ここでターゲットにしている神経細胞というのは、脳内で記憶などをつかさどっています。神経細胞が活性化すると突起が伸びて隣の細胞と連携しネットワークを作ります。この脳の神経突起の検証を行ったところ、**ハーブティーを濃くすればするほど神経突起が伸長していく傾向が認められました。**

また、同時にマイオカインの発生が増加していることが明らかになっています。マイオカインとは筋肉から分泌されるさまざまな生理活性物質の総称で、脳の神経細胞を活性化させるものも含まれています。近年の研究によると、**マイオカインの働きによって脳の若返り効果があるとされており、うつ病や認知症の予防・改善に優れた効果が期待されています。**

さらに追記すると、ここで増加した中にはＩＬ－１５というマイオカインも含まれていました。ＩＬ－１５はコラーゲンの産生を促進し、皮膚の弾力性維持に影響を与えることが示唆されています。つまり、神経細胞の試験によって、脳機能に対する活性効果だけでなく**肌に対する改善も期待できる**見通しも立ってきました。

## 神経細胞活性化が指し示す未来

### ■筋肉を介した神経細胞活性化

ブレンドハーブティーを振りかけた筋肉細胞の培養上清を神経細胞に添加。
その結果、ブレンドハーブティーの濃度（1%・3%・5%で比較）が濃いほど、
神経突起が伸長した。

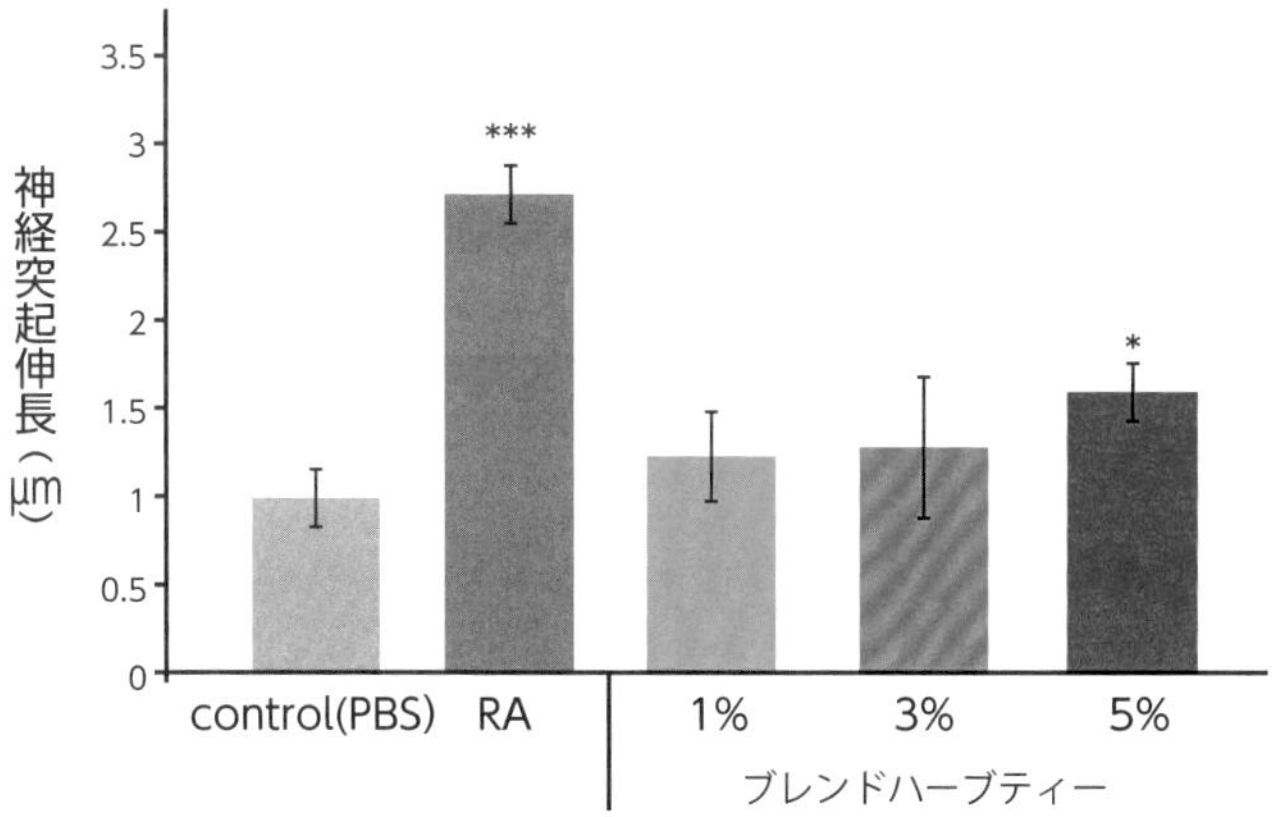


### ■認知症改善、皮膚改善が新たなターゲットに

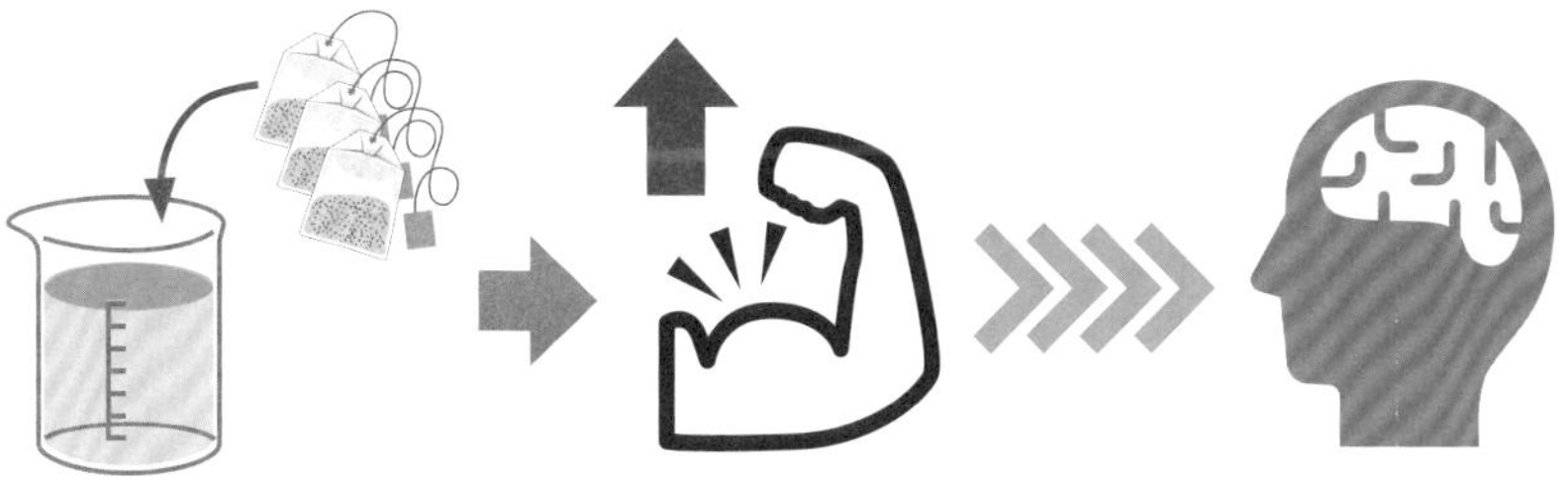

当該ブレンド
ハーブティー

①中間筋の活性化
②ミトコンドリア活性化

**神経突起伸長**

**筋肉を活性化させ、さらにその結果、**
**神経の活性化が促進された**

もしかしたら、今後の研究が進むにつれて、ティータイムにこのようなティーバッグを愛用するだけで、ミトコンドリアが活性化し筋肉も増強、さらに脳の神経細胞も成長し肌の改善効果までもが期待できるようになるかもしれません。

もちろん、この研究はまだ試験管レベルですから、そのまま人への影響を明らかにするものではありません。それでも、ハーブには明らかにされていない大いなる未知の力があることを、雄弁に物語っています。

**自然界に存在するハーブを厳選して使用しているため、体に優しく、無添加、安全。**しかも、だれもが簡単に飲用できる一般的な商品だからこそ品質にばらつきがなく、生活習慣に簡単に取り込むことができます。それは、いまのところ極めてまれなケースかもしれません。けれども、エビデンスが明確になっているものを日々の生活で愛用できることができるなら、あなたのミトコンドリアの活性化を現実的にサポートしてくれるでしょう。

【健康長寿の知恵4 まとめ】

●ティータイムは健康習慣であると心得る

●ハーブティーの大いなる自然の力を取り入れる

---

※viii　酸化：細胞内の代謝反応によって有害な活性酸素種が生成されること。細胞内の重要な分子や細胞膜、遺伝子が損傷を受け、さまざまな病気や老化現象の原因となる

●可能ならエビデンスが明らかで品質にばらつきのない自然由来の商品を愛用する

## 【健康長寿の知恵 5】ミトコンドリアを元気づける食品 傷つける食品

ミトコンドリアが正常に機能するためには、**細胞内の酸化ストレス**（※viii）**や糖化ストレス**（※ix）、**炎症**（※x）**反応を抑制することが重要です。**これらのストレスは、ミトコンドリアの機能を損ない、細胞内酸化的損傷や慢性疾患、加齢に関連する症状を引き起こす可能性があります。

そうならないためにも、日々の食事を通じて細胞内の抗酸化、抗糖化、抗炎症の働きを強化しましょう。本項では、そのために食べておくべき食品、逆に食べてはいけない食品について紹介いたします。

※ix 糖化：体内に余分な糖分が存在する状況下で、糖分がタンパク質や脂質と結びついて変性させ、老化促進物質であるAGE（糖化最終生成物）を生み出すこと

※x 炎症：外部からの異物や組織損傷など、身体に悪影響を及ぼす刺激に対する細胞や組織の防御反応。慢性的な炎症は病気や症状の原因となる

## 5-1 抗酸化、抗糖化、抗炎症でミトコンドリアを元気にする食品

**まず、細胞の抗酸化作用を強化する食品をピックアップしてみましょう。**

ミトコンドリアは呼吸による酸化的リン酸化反応（※xi）の過程でATPを産生するため、活性酸素（※xii）が生じることがあります。この活性酸素によって酸化ストレスが引き起こされ、それが老化や疾患の原因となることが知られています。

ですから抗酸化作用を強化する以下のような食品は、酸化ストレスに対して細胞を保護しミトコンドリアの機能を維持するためにも重要です。

まず、**ビタミンE**（※xiii）**やコエンザイムQ10**（CoQ10）（※xiv）などが挙げられます。ビタミンEは、アーモンドやひまわり油、アボカド、ほうれん草などの緑黄色野菜、牛肉、卵黄などに多く含まれています。またコエンザイムQ10は、まぐろ、さば、牛肉、豚肉などの動物性食品に多く含まれています。そしてブルーベリーやくわの実、バナナ、ザクロ、赤ワインなどの食品に含まれている**ポリフェノール**（※xv）にも高い抗酸化力があります。

なかでもコエンザイムQ10はミトコンドリア活性のかなめ。ミトコンドリアにおけるエ

※xi 酸化的リン酸化反応：呼吸によりATPを産生する過程のひとつ。電子供与体の酸化と、電子伝達系を通じた酸素の還元によりATPの合成が行われる

※xii 活性酸素：体内で重要な役割を果たしているが、必要以上に多くなると健康な細胞を攻撃して老化の原因となる

## 糖化ってなに？ 酸化ってなに？

体内で消費されずに余った糖質とからだを構成するタンパク質が結びつき、体温で熱せられ焦げが発生することを「糖化」という。また鉄の表面に酸素が作用すると錆びるのと同様に、有害な活性酸素が細胞を劣化させからだが錆びることを「酸化」という。

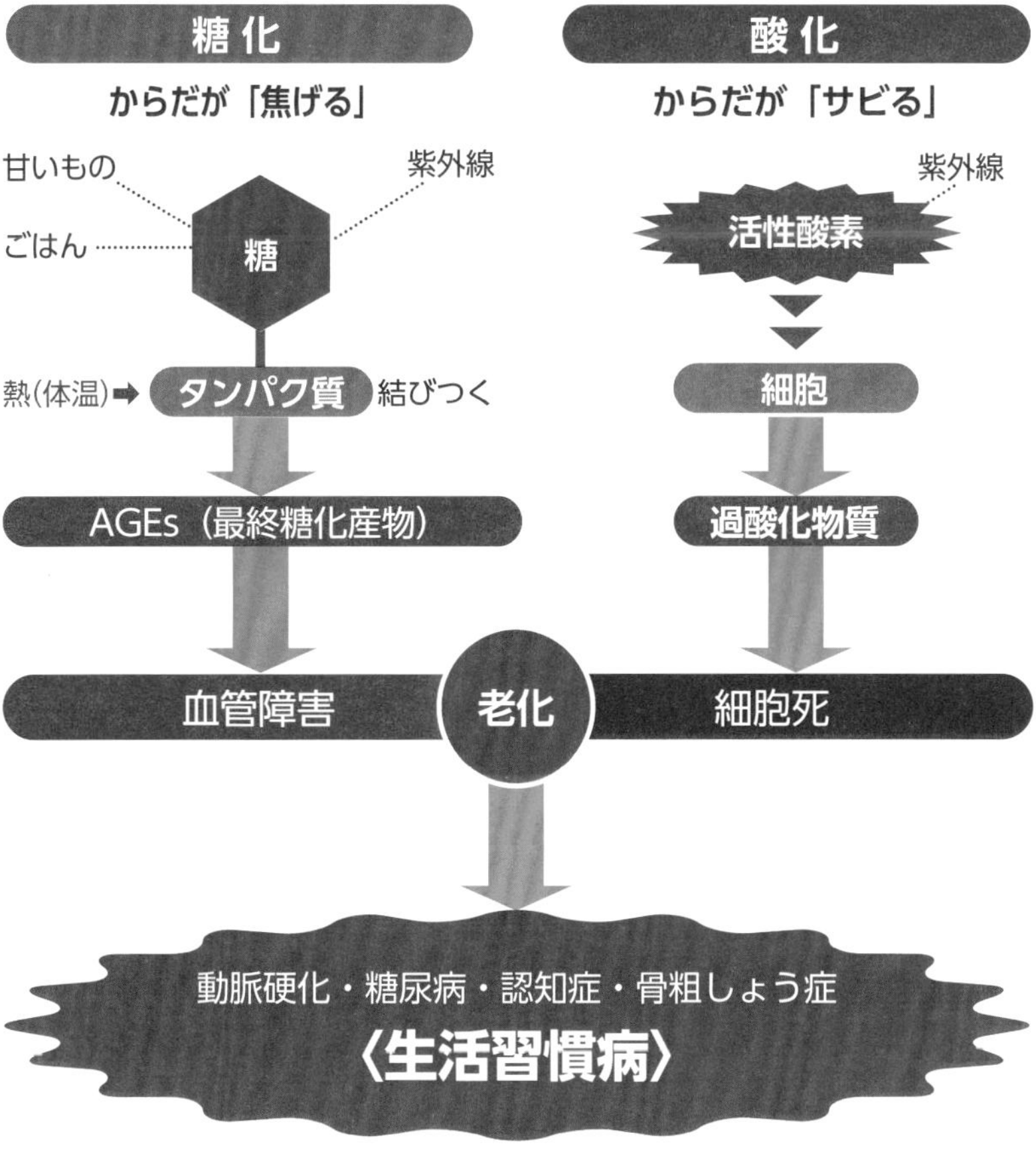


※ xiii ビタミンE：脂溶性ビタミンの1種。酸化によるダメージから細胞を保護し免疫機能を高める

※ xiv コエンザイムQ10：エネルギーを生産するために必要な補酵素の1種。心臓・膵臓・肝臓・腎臓・副腎など、体内の細胞のほとんどすべてに含まれている

※ xv ポリフェノール：紫外線や乾燥、害虫、塩分、周囲に生息する菌などから身を守るため、植物が光合成によって生成する抗酸化物質。その抗酸化作用は人体にも有用

ネルギー産生の補助を行う重要な補酵素です。またミトコンドリア内で発生した活性酸素を無毒化するだけでなく、脂溶性の抗酸化物質なので活性酸素の除去にも役立ちます。まさに、ミトコンドリアの正常な機能に不可欠な栄養素なのです。

これらの食品をバランスよく摂取することで、ミトコンドリアの活性化につながる抗酸化物質を補うことができます。

**抗糖化作用がある食品には、以下のようなものがあります。**

コーヒー、緑茶、中国茶、ウーロン茶、そしてハーブのカモミールティーなどの飲み物。また、**味噌や納豆、チーズなどを代表とする発酵食品。さらに、野菜やハーブにも糖化を防ぐ作用があり、ブロッコリーやトマト、アボカド、にんじん、レモン、バジル、クミン、ターメリック、シナモンなど**が挙げられます。

とくに注目しておきたいのはポリフェノールの一種の**アントシアニン**（※xvi）です。この成分には、糖がタンパク質や脂質と反応して生成されるＡＧＥｓ（終末糖化産物）（※xvii）の生成を防ぐ作用があることが報告されています。

ＡＧＥｓはミトコンドリアの酵素やタンパク質と反応して機能を低下させ、また細胞内に過剰に蓄積するとさらなる機能低下を招きます。アントシアニンはＡＧＥｓの生成を抑

※ xvi アントシアニン：抗酸化物質としても知られる植物の色素の一種

## コエンザイムQ10が多く含まれている食品

コエンザイムQ10は、マグロや、イワシやサバなどの青魚のほか、鶏肉、牛肉、豚肉、大豆、ナッツ類に多く含まれている。

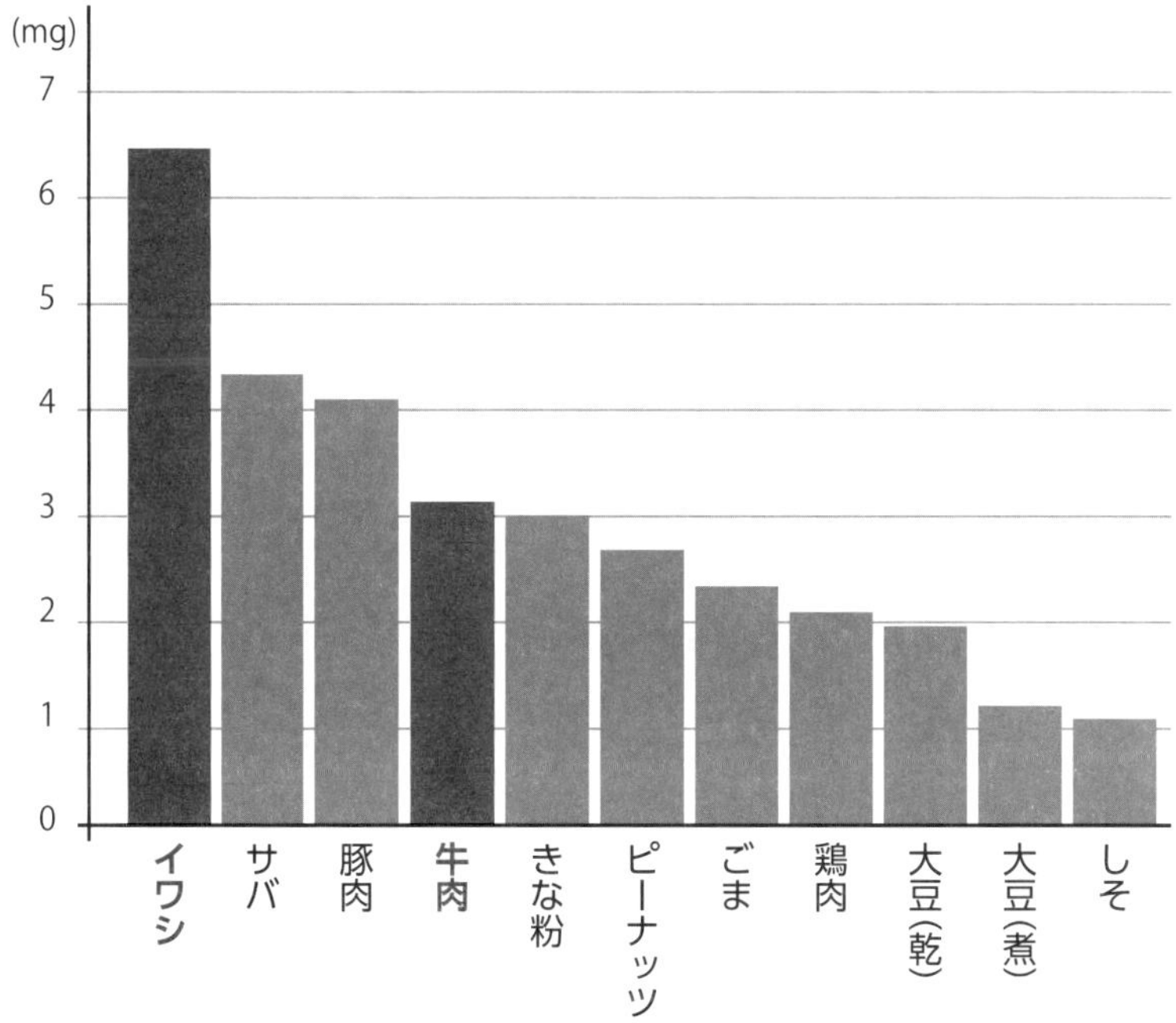


Kamei M.et al.,Int J Vitam Nutr Res.,56(1):57-63, 1986よりデータ抜粋/数値は食品100gあたり

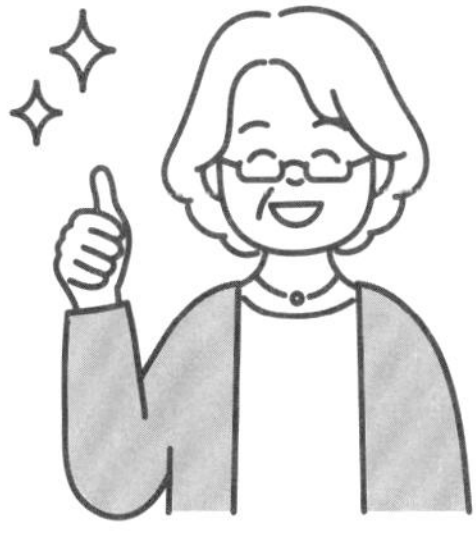

※xvii AGEs：強い毒性を持ち、皮膚のシミやしわ、心筋梗塞や脳卒中、認知症などに影響を与える。糖尿病の場合、高血糖状態が続くとAGEsの蓄積が進み、神経障害や網膜症、腎不全などを引き起こす

制し、糖化によるミトコンドリアの機能低下を防ぎます。

アントシアニンは、ブルーベリーやラズベリー、イチゴ、ブドウなどの果実、ナス、ホウレンソウ、カボチャ、紫キャベツなどの野菜に多く含まれています。

次に**細胞の炎症をブロックしてミトコンドリアを健やかにする食品について説明します。**

細胞内の炎症反応は、慢性的な疾患や加齢によって誘発されることがあります。炎症が生じると細胞内の機能が損なわれ、代謝や呼吸鎖などの機能も低下します。これによってミトコンドリアの活性はさまたげられ、エネルギー生産能力が低下することが考えられます。

細胞の炎症を防ぐ食品としては、以下のようなものがあります。

**オメガ3脂肪酸（※xviii）が豊富な魚類やエクストラバージンオイルなどの植物油、ビタミンKが豊富なブロッコリーやモロヘイヤなどの緑の葉野菜、ベリー類、ターメリックなど。**

このオメガ3脂肪酸は体内で生成することができない必須脂肪酸の一種で、さまざまな健康効果があることが知られており、細胞膜組成の改善やミトコンドリア膜の透過性の調節、さらにミトコンドリア膜上の複数の酵素を活性化させて酵素量の増加を促すことなど

※xviii オメガ3 脂肪酸：多価不飽和脂肪酸の一種、炭素の二重結合が3 つ含まれていることが特徴。植物由来のαリノレン酸、魚類などの動物由来のEPA やDHA が含まれる

## 水産物などに含まれるオメガ3脂肪酸（DHA/EPA）

DHAとEPAは、どちらも重要なオメガ3脂肪酸。DHAは人間の脳や目の網膜に直接入って栄養素として機能している。EPAは血液や血管の健康に影響するため、成人した大人の健康にとくに有効とされている。

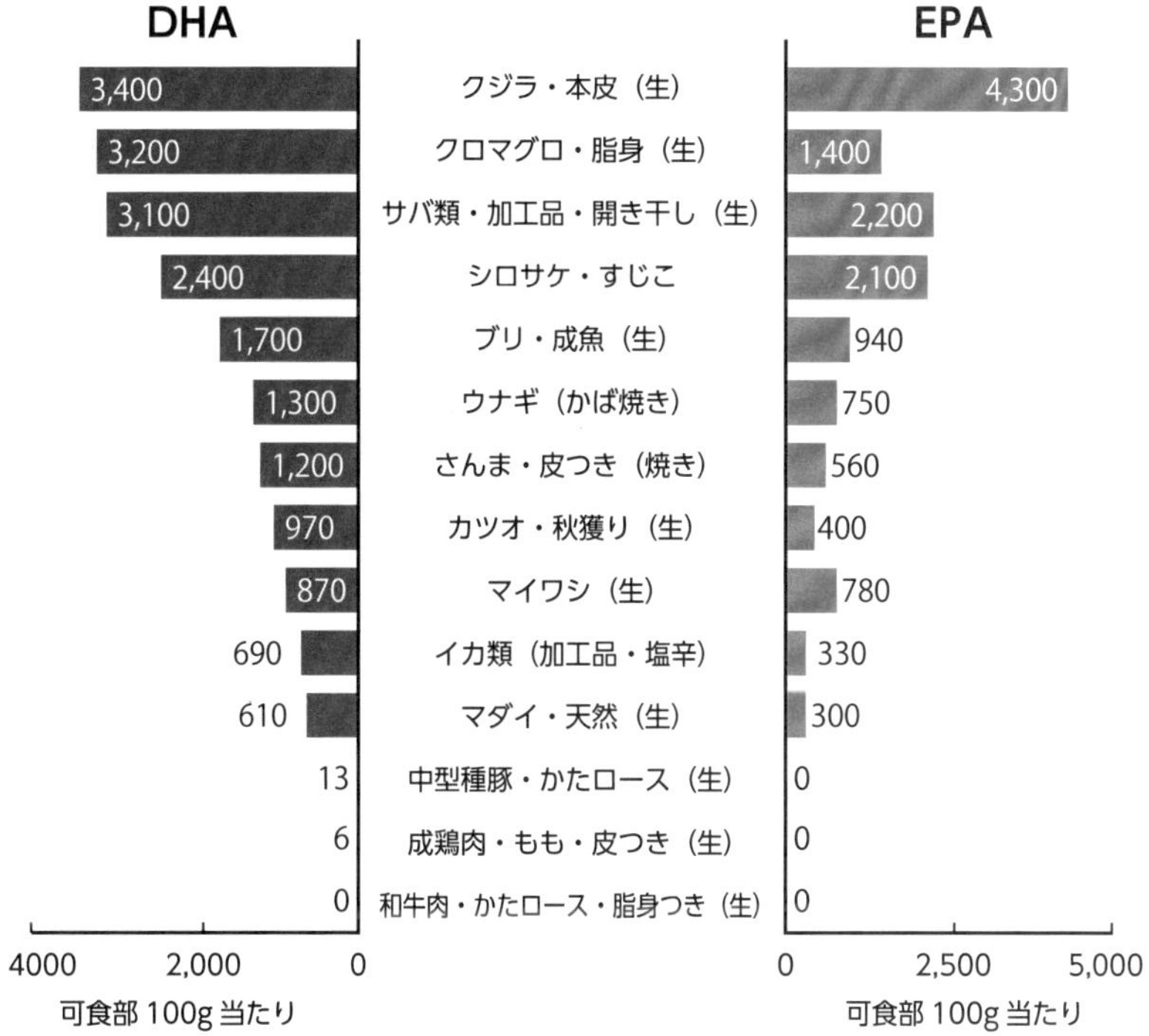


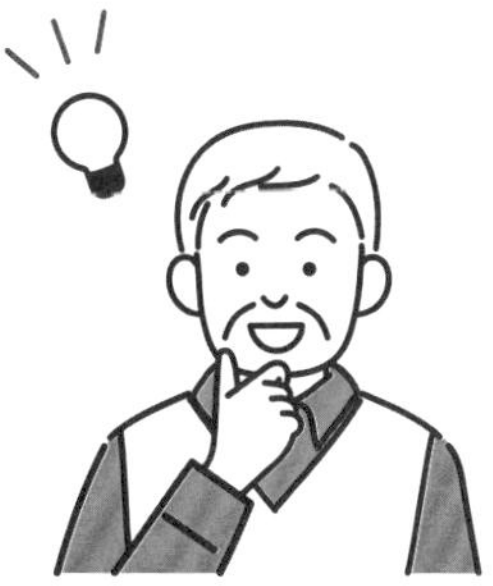

が報告されています。

以上のような抗酸化、抗糖化、抗炎症という3つのポイントを意識して、バランスよく日々の食事や食品を選ぶことで、ミトコンドリアはより活性化します。

## 5-2 認知機能低下の抑制が期待される食品とは？

日々食卓に並ぶ手作りの料理を通じて、無理なく家族のミトコンドリア活性を実現したい。そんな願いをかなえることが証明された生鮮食品類も見かけるようになりました。

たとえば**「はかた地どり（胸肉）」という鶏肉は、認知機能の低下を抑制する効果により日本で初めて生鮮肉類として機能性表示食品として認められました**。機能性表示食品とは、事業者が食品の安全性と機能性に関する科学的根拠などの必要な事項を販売前に消費者庁に届け出た食品のこと。野菜や果物の中には、血圧の高めの方の血圧を下げる機能や骨粗しょう症のリスクを軽減することが認められた三ケ日みかんや、肌のうるおいを保ち、骨の成分を維持し、さらに高めの血圧を下げる子大豆もやしなどの機能性表示が認められたさまざまな生鮮食品もあります。

生鮮食品の場合、サプリメントのように抽出された特定の健康成分のみを口にするよりも自然の恵みをそのまま体内に取り込むことで、より豊かな機能性を期待することができます。何よりも、様々な効果のある料理を家族全員で楽しみながら食べることで、誰にとっても無理のない健康習慣を続けられることが魅力です。

では、いつもの食品の代わりに機能性表示食品を料理に使うことでどのような効果が期待できるのでしょう？　先程のはかた地どりを例に見てみましょう。

**はかた地どりの胸肉にはイミダゾールペプチドが100gあたり約1・8g、通常のブロイラーの胸肉の約1・7倍も含まれています。**イミダゾールペプチドは動物の脳や心臓、皮膚、肝臓、腎臓、骨格筋などに含まれる成分で、酸化から守る力や疲労を和らげ血圧の上昇を抑える効果、筋肉に蓄積して運動能力を高める効果が知られています。そのイミダゾールペプチドの記憶や認知機能に関する効果を調べるために、ヒト試験が実施されました。

久恒辰博・東京大学大学院新領域創成科学研究科准教授らが実施したのは、以下のような試験です。一つ目の試験では、高齢者のグループを2つに分け、一方の19人（試験食摂取群）に1gのイミダゾールジペプチド（イミダゾールペプチドの一種）を含む顆粒状食品、もう一方の20人（プラセボ対照群）にイミダゾールジペプチドを含まない顆粒状食品を3カ月間食べてもらい、記憶や認知機能に差が出るかを比べました。

記憶や認知にかかわる会話能力や情緒の安定性も調べ、さらに脳画像検査で脳の血流量なども調べました。その結果、イミダゾールジペプチドを含む食品を摂取したグループは、含まない食品を摂取していたグループに比べて、**記憶機能が有意に高くなり、記憶にかかわる脳の部位で血流量が増えていました**。

6か月にわたり実施された2回目の試験でも、やはり同様に記憶機能の改善が示されました。このようなヒト試験の有効性が、機能性表示食品としての背景となっています。

もともとはかた地どりは、福岡県の郷土料理である筑前煮や水炊きをもっとおいしくしたいという思いから誕生しました。しっかりとした噛みごたえと旨味、肉質のきめ細やさが自慢です。そして、地どりには良質なタンパク質やミネラル、ビタミンが豊富です。とくに胸肉や腿肉に含まれるタンパク質の量は100グラムあたり24.4g（成鶏胸肉皮なし）と、牛肉や豚肉よりも多く、さらに脂質量も少なめ。また多価不飽和脂肪酸（※xix）の占める割合が高く、人が摂取する際の理想的な脂肪酸比率となっています。

このように、機能性を持った生鮮食品にはそこで注目されている機能性だけでなく、本

※xix　多価不飽和脂肪酸：2つ以上の二重結合を持つ脂肪酸のこと。オメガ3脂肪酸やオメガ6脂肪酸として知られている。心臓病のリスクを低下させ、血中コレステロールを下げることが報告されている

## はかた地どり（胸肉）に含まれるイミダゾールペプチド

100g あたりの食肉におけるイミダゾールペプチドの含有量を比較したところ、「はかた地どり」には 1.8g ものイミダゾールペプチド（通常の鶏胸肉の約 1.7 倍）が含まれることが明らかになった。

■イミダゾールペプチド含有量比較

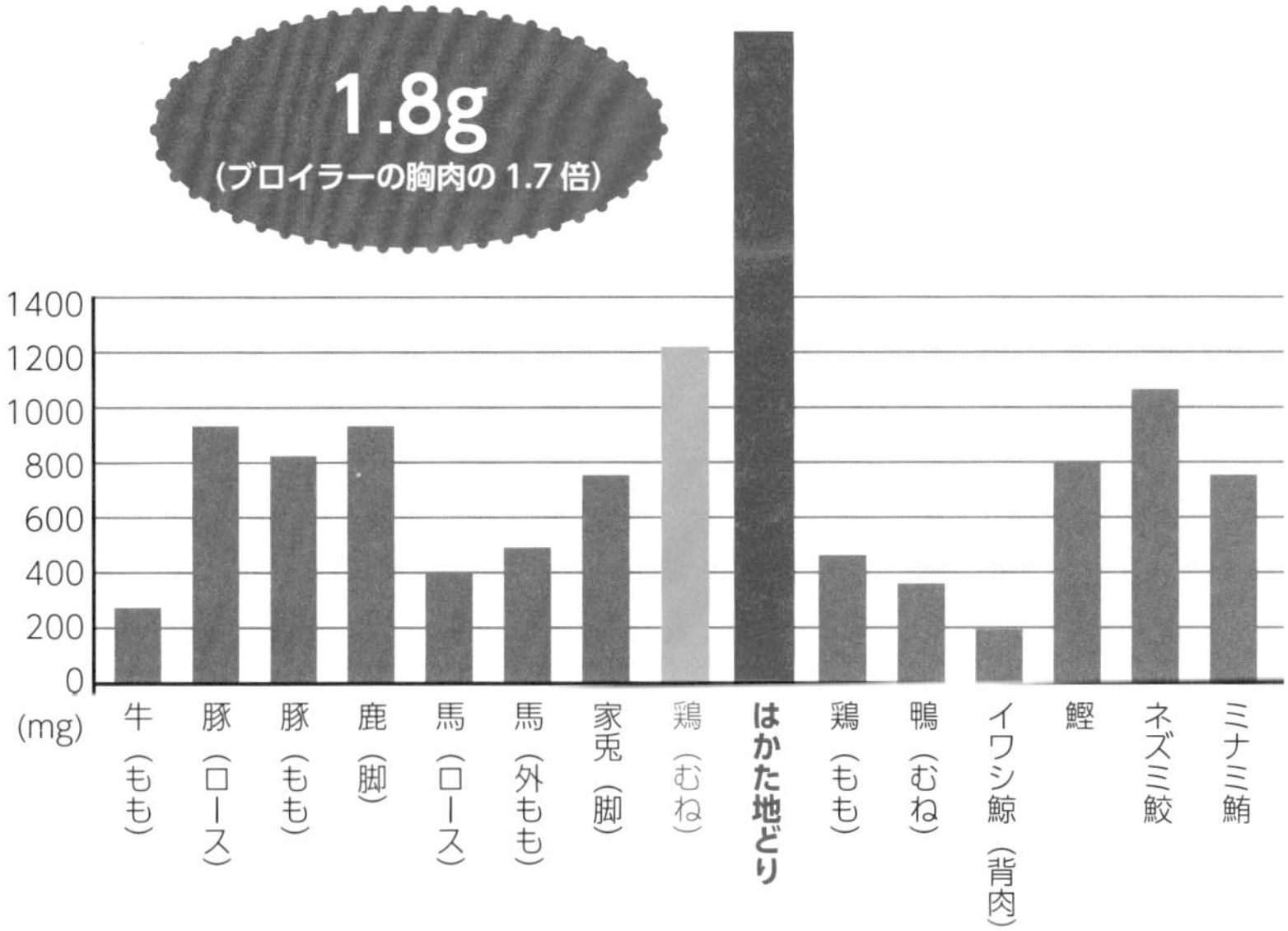


九州大学大学院 農学研究院 福岡県農林業総合試験場 畜産部 調べ

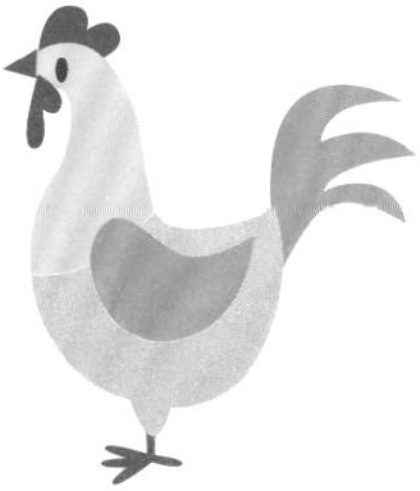

来持っている多様な栄養が相乗効果でミトコンドリアの活性を高め、健康を増進します。さらに、美味しさというサプリメントなどでは補うことのできない利点もあります。

それ以外にも多くの生鮮食品の機能性が明らかにされています。日々の買い物の際に、しっかり機能性まで念頭において食材を選ぶことで家族の元気に差が出ます。

## 5-3 ミトコンドリアを弱体化してしまうNGフードとは

逆にミトコンドリアの活動を低下させる食品には、**主に高脂肪食品や加工食品**が挙げられます。高脂肪食品は消化・吸収に時間がかかり、その過程でストレスを与えてミトコンドリア機能を低下させます。また、加工食品には過剰な添加物や糖分が含まれるため、その摂取量によってミトコンドリア機能に悪影響を及ぼすことがあります。

**要注意はトランス脂肪酸**（※xx）**です。これはマーガリンや菓子パン、スナック菓子などの加工食品に多く含まれています。**過剰な摂取により血液中のＬＤＬコレステロール（※xxi）を増加させ、ＨＤＬコレステロール（※xxii）を減少させることが示されています。

---

※xx　トランス脂肪酸：脂質の構成成分である脂肪酸の一種、主に油脂を加工・精製する工程でできる。不飽和脂肪酸の分子構造に影響を与え健康問題につながる可能性がある

※xxi　LDLコレステロール：悪玉コレステロール、血液や血管壁に蓄積され動脈硬化を引き起こす

またトランス脂肪酸はミトコンドリアにとっても大敵で、ミトコンドリア呼吸鎖複合体（※xxiii）の活性を抑制し、活性酸素を発生させ、細胞死を促進することがあります。さらにトランス脂肪酸が紫外線や薬剤などの外部のストレスを受けたときに引き起こすDNA損傷によっても、ミトコンドリアの活動は低下します。

せっかく身に付けたミトコンドリア活性化の習慣も、このような間違えた食事によって台無しになってしまうこともあります。

食べたもので体は作られています。適切な食品や食事を選ぶことも、また大切な生活習慣となるでしょう。

【健康長寿の知恵5 まとめ】

- ●コエンザイムQ10を含む食品の抗酸化作用でミトコンドリアを活性化
- ●ポリフェノール、とくにアントシアニンが豊富な食品でミトコンドリアを活性化
- ●オメガ3脂肪酸を含む食品の抗炎症作用でミトコンドリアを活性化
- ●機能性が明らかにされた食材を選んで食卓にのせる
- ●加工食品やスナックなどに含まれるトランス脂肪酸には要注意

※xxii　HDLコレステロール：善玉コレステロール、動脈硬化やそれに関わる病気を抑制する

※xxiii ミトコンドリア呼吸鎖複合体：ミトコンドリア内膜上に存在するタンパク質。酸化還元反応を利用したエネルギー代謝によってATPを産生する重要な役割を果たしている

## 注釈

＊1　ルイボスティー：南アフリカ共和国に自生するマメ科の植物ルイボスを用いた茶の一種。ノンカフェインの飲料

＊2　マテ茶：パラグアイのグァラニ族が「活力を与えてくれる不思議な木」として飲用を始めた。南米を中心に一般的な飲料として普及

＊3　タイム：シソ科・イブキジャコウソウ属の多年草に分類されるハーブ。殺菌作用や抗菌作用があるチモールという成分が含まれる

＊4　カモミール：キク科の植物で耐寒性の一年草、和名はカミツレ。リラックス効果が期待できる人気のハーブ

＊5　菊花茶：乾燥させた菊の花を茶にしたもの。体内の熱を冷ましたり昂った気分を落ち着かせる効果がある

＊6　ドラゴンフルーツ茶：ドラゴンフルーツの皮や果肉を乾燥させたものを使用した、ハーブティー。ポリフェノールやビタミンCなどの栄養素が豊富で抗酸化作用がある

＊7　古代エジプト：エジプトの地に紀元前3000年頃に始まった第1王朝から紀元前30年に共和政ローマによって滅ぼされるまでの約3000年間にわたる時代を指す

＊8　古代メソポタミア：チグリス川とユーフラテス川流域のメソポタミアと呼ばれた地域に発生。紀元前3500から紀元前3000年まで続いた世界最古の都市文明

＊9　レッドクローバー：旧約聖書にも登場するヨーロッパを代表するハーブ。過酷な環境で暮らすジプシーたちの健康管理にも愛飲された

＊10　インディアン・セージ：乾燥した砂漠地帯に生息するアメリカ原産のハーブ。その癒し効果により、古来ネイティブアメリカンの宗教儀式などにも使用されていた

＊11　ハーバリーン：約2500年前にブッダが「身体の弱いものはハーブを用いよ」と言った際に紹介したとされる。アジア地域を中心に多岐にわたる健康効果で知られている

※12　ウーロン茶：ビタミンEの50倍のアンチエイジング効果があるとされるカテキン、肌の収縮効果があるタンニンなど、多様なポリフェノールを含む半発酵茶

# 第5章

## ミトコンドリアが活性化する

# 「睡眠力UP」の習慣

【健康長寿の知恵 6】

## サーカディアンリズムを味方につける

サーカディアンリズムとは、生物が約25時間周期で体内に持つ内在的なリズムのことを指します。このリズムは、動物、植物、菌類、藻類などのほとんどの生物に存在しており、24時間周期の昼夜変化に同調しています。

人間の場合、**サーカディアンリズムは1日のさまざまな時間帯で生体機能に影響を与えています**。たとえば睡眠・起床のサイクルや空腹感や消化の周期、ホルモン分泌、体温調節に関与することが知られています。

最近の研究では、睡眠とサーカディアンリズムの乱れがミトコンドリアのストレスを引き起こし、細胞死や病気のリスクを高めることが示唆されています。つまり、**正常なサーカディアンリズムを理解し、リズムにそった正しい生活習慣を維持してしっかり眠ることが、ミトコンドリアの活性化にも大きく影響している**のです。

２０１９年に実施された「国民健康・栄養調査」（※ｉ）による「睡眠の状況」の調査結果によれば、１日の平均睡眠時間は6時間以上7時間未満の割合がもっとも高く、男性

※ｉ　国民健康・栄養調査：日本政府によって実施されている食生活や栄養状態、身体状況、生活習慣などに関する総合的な調査

## サーカディアンリズム 概日リズム

**サーカディアンリズムとは、約25時間周期で起こる精神的・身体的状態の規則的な変化のこと。食事、排せつ、睡眠、覚醒、体温、ホルモン分泌など、あらゆる機能に影響を与えている。**

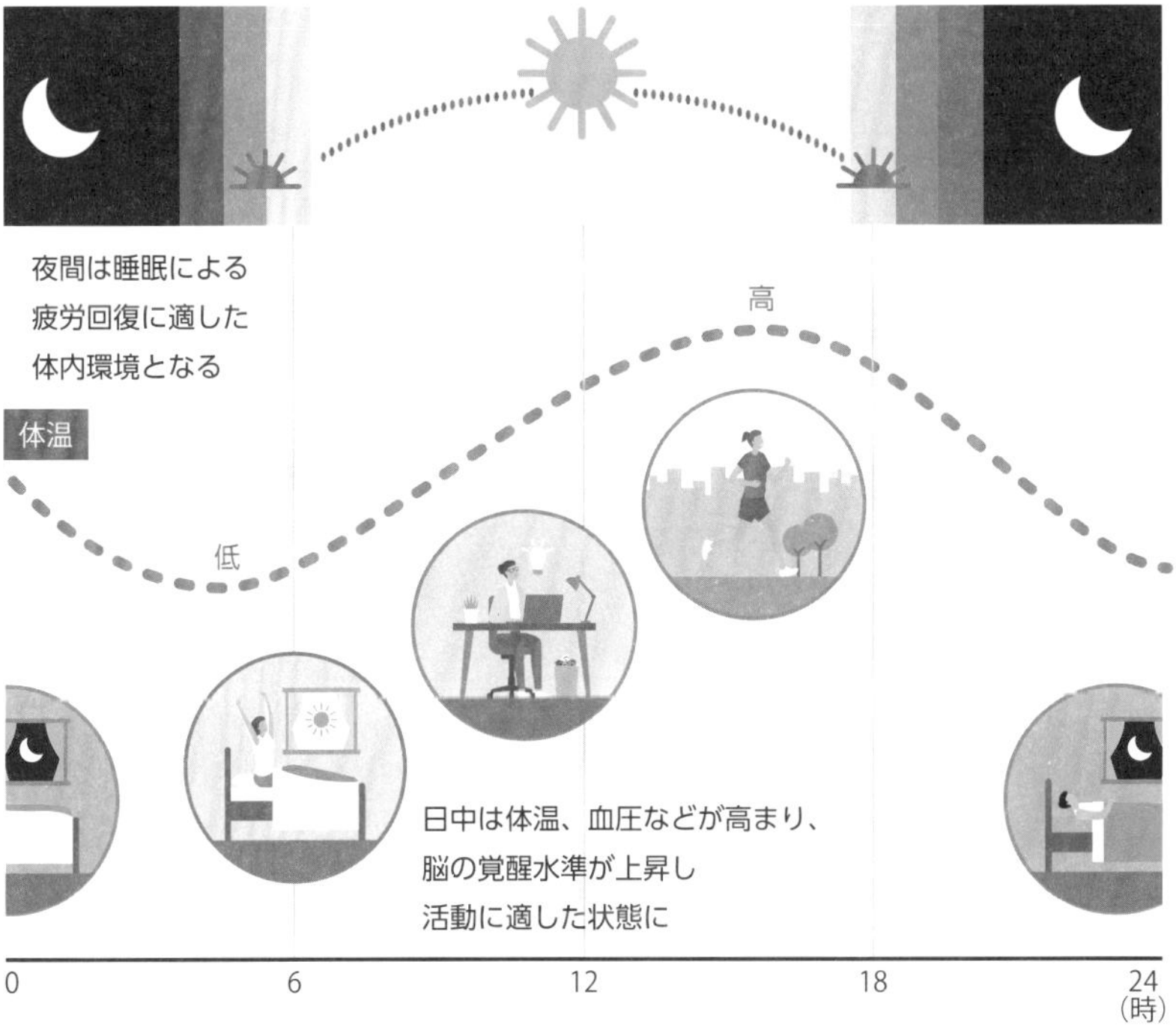
夜間は睡眠による
疲労回復に適した
体内環境となる
体温
高
低
日中は体温、血圧などが高まり、
脳の覚醒水準が上昇し
活動に適した状態に
0
6
12
18
24
(時)

出典：サーカディアンリズム 看護職の夜勤・交代制勤務に関するガイドラインより

32・7％、女性36・2％でした。また6時間未満の人を集計するとその割合は、男性37・5％、女性40・6％におよび、睡眠の質の状況についても、男女ともに20～50歳代では「日中、眠気を感じた」、70歳代女性では「夜間、睡眠途中に目が覚めて困った」と回答した人の割合がもっとも高かったことが示されています。

**睡眠の確保の妨げとなる点については、男女ともに20歳代では「就寝前に携帯電話、メール、ゲームなどに熱中すること」、30～40歳代男性では「仕事」、30歳代女性では「育児」**との回答がもっとも多くなっています。

このような睡眠状況を少しでも改善し、豊かな眠りを確保すること。

それが、本項のテーマです。

## 6-1 サーカディアンリズム正常化の基本

サーカディアンリズムが正常に機能していれば、起きて光を浴びたタイミングからだいたい7～8時間後に眠気を感じるようになっています。これは、誰もが感じる正常なサイクルで、この日中の眠気を上手に対処し、本来眠るべき時間帯にちゃんと眠気が来ていることが重要です。本来であれば、誰もが心身のオンとオフの切り替えがしっかりでき、寝たいときに眠れる身体のリズムを持っているのです。

以下、サーカディアンリズムを正常化するための５つの方法を紹介します。

## 1 規則正しい生活リズムの確保

毎日決まった時間に起床し、就寝することで、サーカディアンリズムを安定させることができます。また、食事や運動も規則正しく行うことが大切です。睡眠時間が不規則だと、体内時計が狂いやすくなるため、生活のリズムを整えることが重要です。

## 2 日光にあたる

サーカディアンリズムは太陽光によって調節されるため、積極的に日光にあたることが大切です。とくに寝起きや午前中に日光を浴びることは、身体のリズムを整えるのに効果的です。日光にあたる時間や方法は、個人のライフスタイルに合わせて工夫しましょう。

## 3 睡眠環境の改善

快適な寝室環境を整え、リラックスした状態で睡眠をとることが、サーカディアンリズムを整えるのに役立ちます。暗い空間、静かな環境、適切な温度、心身ともにリラックスした状態などが、質の高い睡眠をサポートします。

**4　カフェイン・アルコールの摂取を控える**

カフェインやアルコールは、サーカディアンリズムを狂わせる原因となるため、過剰な摂取を控える必要があります。とくに就寝前は睡眠の質を低下させるリスクがあるため、できるだけ避けましょう。

**5　就寝前のスマートフォンやテレビの使用を控える**

就寝前のスマートフォンやテレビの使用は、睡眠の質を低下させる原因となります。光の刺激が、サーカディアンリズムを狂わせるため、できるだけ控えましょう。

これらの方法を実践することでサーカディアンリズムを正常化し、健康的な生活を送る準備ができます。毎日の生活習慣とすることで、睡眠の質を向上し、体調や精神的な健康、ミトコンドリアの活性化に大きな効果をもたらすことが期待できるでしょう。

【健康長寿の知恵6　まとめ】

●本来備わっているサーカディアンリズムに従った生活習慣を身につける

●しっかりリラックスして、夜は決まった時間に眠気を誘う
●朝は決まった時間に起きて太陽光を浴びる

## 【健康長寿の知恵 7】身も心もゆるゆるリラックス

次々と脳裏をよぎる緊張や心配事、ストレスは、１日の疲れを癒し安らかな眠りへと誘うプロセスを損ないます。寝つきが良くないようなら、その前にまず心身をリラックスさせましょう。

**もやもやする雑念を整理するためにいったんノートに書きだしたり、好きな音楽を聴いたりすることも良いでしょう。寝る前にホットドリンクを飲む、ナッツ類や高カカオチョコレートを間食する、香りを楽しむ**など、様々な方法があります。

さらに、以下のような方法を試してみることで、緊張をほぐしてぐっすり眠るためのコツを身につけることができます。

## 7-1 就寝前のストレッチと腹式呼吸

睡眠前に軽くストレッチ運動を行うことで、以下のような効果を得ることができます。まず血流が良くなり、体温が上昇します。筋肉がゆっくり伸ばされたり、縮んだりしてその周囲の血流が促され、ぽかぽかした温かさを感じることができます。

さらに、筋肉の緊張がほぐれて手先や足先など末端の血流がよくなると、身体は手のひらや足の裏などから熱を逃がすように反応します。これは「熱放散」と呼ばれ、脳を休ませるために必要な働きです。

体を動かすことが少ない夜間には、サーカディアンリズムを調整するホルモンであるメラトニンが分泌され、体温調節中枢が刺激されて体温を下げるために血管が拡張、皮膚から熱を放散するのです。同時に、体温が下がることで、**成長ホルモンの分泌も活発になり、身体の修復や再生も促進されます。**

睡眠前のストレッチは、このように安眠に誘うためのさまざまなメリットをもたらします。その最後に**ゆっくりとした腹式呼吸を加えると、心身はさらに自然にリラックス。**眠

## 眠る直前の簡単ストレッチ

首の後ろをしっかりと伸ばすことができ、脳の重さ（自重）をかけることで、首周りの筋肉や関節に溜まったストレスを軽減。また、首の後ろの凝りを解消し、脳への血流を改善し安眠へと誘う

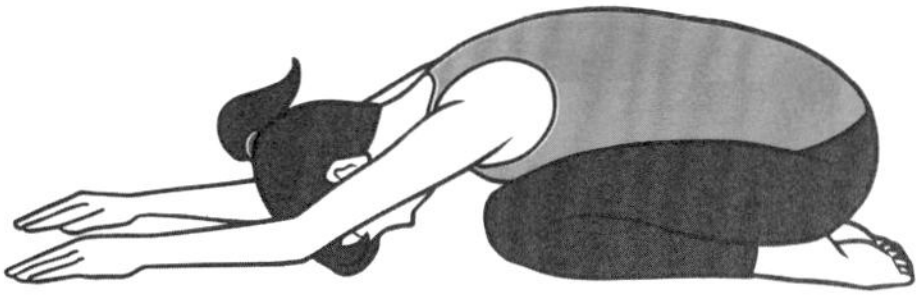

❶ まず、正座してからおでこを床につけるように前屈する。背骨は丸まっていてもよい

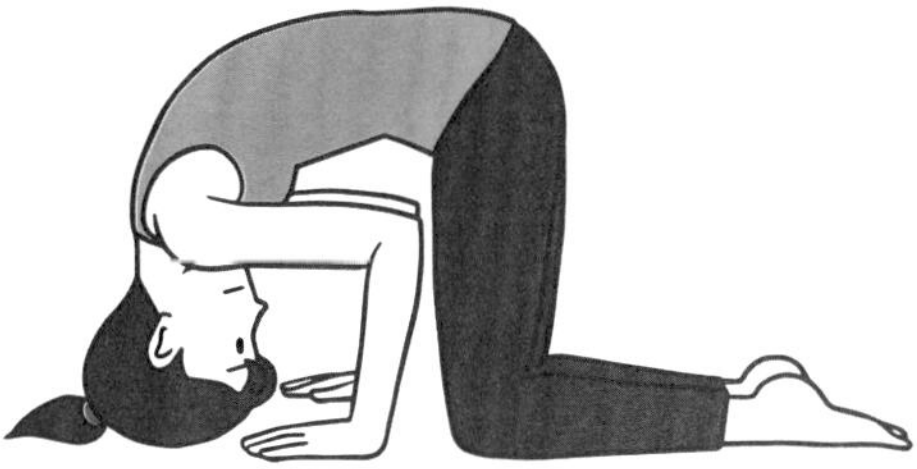

❷ 次に、ゆっくりとヒップを持ち上げ、頭頂部を床に向けていく。この際、手のひらは床につけたまま首に余分な負荷がかからないように注意

❸ 目線を自分の膝の間に向け、気持ちのいい位置で５回ほど呼吸する。頭の位置に違和感があれば再調整して構わない。何度も調整しながらポーズを取ろう

怪我をしないように注意しながら、無理せずゆっくりと行うこと。
体調不良のときや生理中は控えよう。

れずに横になっているときは、まず10回ほど腹式呼吸するだけでも呼吸が緩やかになり、穏やかな気持ちになり、安眠を促すことができます。

## 7-2 音と香りとマインドフルネス

睡眠によい影響を与える音については、一般的には静かで穏やかな音や自然音が良いとされています。たとえば雨や波の音、小川のせせらぎ、風の音などが、心地よくリラックスできる音として知られています。また、ホワイトノイズ(※ii)やピンクノイズ(※iii)なども、心地よい睡眠環境を作るのに役立ちます。

ホワイトノイズは、すべての周波数が等しい雑音のこと。ピンクノイズとは、周波数が低くなるにつれて音量が減少する雑音のこと。**ホワイトノイズは、睡眠中の外部音に対して遮音効果がありリラックス効果を与える**とされています。一方、**ピンクノイズは、睡眠中の脳波のレベルを安定させ深い睡眠を促す**とされています。

いずれも専用のサウンドデータなどをダウンロードして使用することができますが、たとえば寝室に設置する空気清浄機(*1)なども、ホワイトノイズを発生する静かで効果的

※ii　ホワイトノイズ：人間の可聴周波数の音がすべてバランスよく含まれるノイズ

※iii　ピンクノイズ：周波数帯域ごとに音の大きさが一定になるようなノイズ。具体的には「ザー」という強い雨や滝の音などと表現される

な消音方法として安眠をサポートしてくるでしょう。

睡眠環境を改善するために、アロマテラピーによる香りの活用も有効な方法のひとつです。とくに、睡眠によい影響を与えるとされるエッセンシャルオイルの代表的な香りは、ラベンダーです。**ラベンダーの香りには鎮静作用があるため、リラックスして眠りにつきやすくなります**。

また、シトラス系、ハーバル系、ウッディ系の香りも鎮静作用があります。一方、フローラル系、スパイシー系、ミント系の香りには興奮作用があるため、寝る直前には避けることが望ましいでしょう。

ただし、精油などの連続使用は、身体の代謝機能に負担をかけたり、つもりつもって感作（※ⅳ）（アレルギー）の原因となることがあります。とくに妊娠中、授乳中、幼児、高齢者、持病やアレルギー体質の方々は、専門家の指導の下で使用することをお勧めします。

さらに、**眠る前のリラクゼーションとしても注目を集めているのがマインドフルネス**（＊2）**です**。マインドフルネスとは、過去の経験や先入観といった雑念にとらわれることなく、身体の五感に意識を集中させ、「今、瞬間の気持ち」「今ある身体状況」といった現実をあるがままに知覚して受け入れる心を育む練習のこと。

※ⅳ　感作：繰り返される刺激によって、それに対する反応が徐々に増大していく非連合学習プロセス

1979年にジョン・カバット・ジンが、臨床的な技法としてMBSR（マインドフルネスストレス低減法）をマサチューセッツ大学の医療センターで開発したことが始まりで、ストレス軽減効果や能力アップに関する科学的裏付けがあります。

安眠に対するマインドフルネスのもっとも大きな効果のひとつに、ストレスの軽減が挙げられます。ストレスは睡眠の質を低下させる大きな要因であり、入眠や睡眠維持が困難になることがあります。マインドフルネスを習慣づけることで、**ストレスを軽減しリラックスする**ことができます。

また、身体の健康にも効果があることが分かっています。研究によると、マインドフルネスは**血圧を下げ、身体全体の健康状態を改善**し、睡眠の質の向上につながることが示唆されています。

深く安らかな睡眠を実現するためには、寝室の環境だけでなく、からだや心の中の環境も穏やかに整えること。それが、夜間のサーカディアンリズム保全の決め手です。

【健康長寿の知恵7　まとめ】

●寝床に入る前に軽くストレッチをする

## 今すぐ始めるマインドフルネス

以下のような手順でまずは簡単にマインドフルネスにトライする。日々継続することで、心を穏やかにして自律神経を整え、血圧を下げることができるようになる。

1. まずは、静かに座り、背筋を伸ばした姿勢を保つ。
そして、深呼吸をしながら、意識を呼吸に集中させる。

2. 心に浮かぶ感情や思考について、自分自身で価値判断をせず
「私は今こんな感覚を持っている」という視点で観察する。

3. このプロセスを１分間続けるだけで、自律神経が整い、身体的なリラックス効果を得ることができる。

呼吸の頻度を減らす。４秒間ゆっくりと息を吸い込み、６秒かけて息を吐き出す。マインドフルネスは、五感を活用することが特徴。身の回りに意識を向け、椅子や枕の感触、部屋の匂いや外からの車の音など、すべてを心地よく受け入れること。

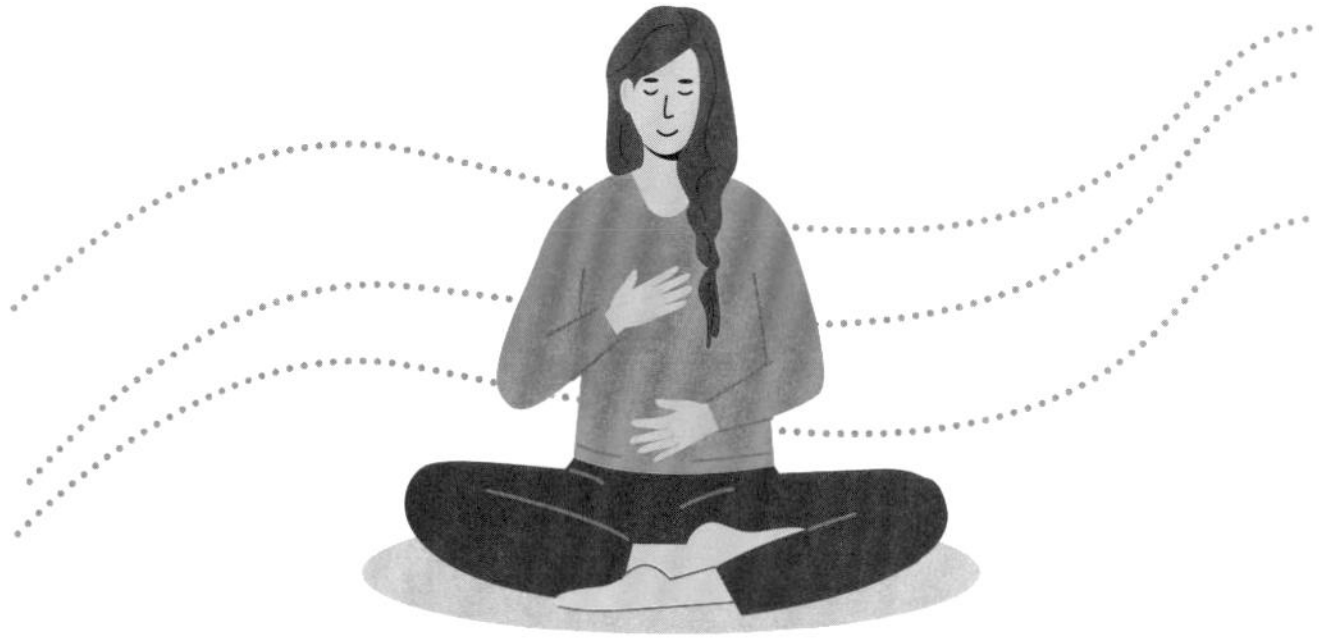

●寝室には入眠へと誘う音や香りを選ぶ
●マインドフルネスで心を整えストレスを軽減する

## 【健康長寿の知恵 8】芯から眠くなる温活の勧め

入浴による温熱刺激は体温を上昇させ、サーカディアンリズムをリセットして正常化する効果があります。さらにリラクゼーション効果をもたらし、睡眠の質を向上させることが知られています。

ただし入浴の影響には個人差があり、たとえば入浴後に体温が上昇する人もいれば、逆に体温が下がる人もいます。**入浴のタイミングや温度管理などについては、個人のサーカディアンリズムに合わせること**が重要です。

### 8-1 眠りを深めるバスタイムのコツ

安眠をもたらすお風呂の入り方については、いくつかのポイントがあります。

まず、深部体温（※vi）が下がるベストなタイミングを計算して、入浴タイムを寝る時間から逆算することが重要です。一般的にそのベストタイミングは、ベッドに入る90分前には、お風呂から出ていることです。たとえば、夜の12時に寝るのであれば、10時半にはお風呂から出るようにすると良いでしょう。

またお湯の温度は38～40度程度に設定し、温度計で確認することがお勧めです。湯船につかる際は高濃度の炭酸ガス系入浴剤（＊3）を入れて溶かし、洗い場に向けてシャワーを出しっ放しにすることで浴室内の温度を上げることができます。

ただし、1時間以上入浴していると、お湯の温度が下がってきて深部体温も下がってしまいます。このため、お湯が冷めないうちに出るように心がけることが重要です。

さらに、お風呂の照明にも気を配りたいところです。寝る前に明るい光を浴びることは、睡眠を促す睡眠ホルモンの分泌を抑制することがあるため、明るすぎる照明は避けましょう。例えば、オレンジ色の柔らかい光の照明や間接照明を使用したり、風呂場の扉がすりガラスの場合は、脱衣所の照明をつけてお風呂場は消すなどの工夫をしてみると効果的です。

※vi 深部体温：身体の中心部にある脳や臓器など、身体の働きを守るために周囲の環境の影響を受けにくくなっている部分の体温。皮膚体温より高い

【健康長寿の知恵8　まとめ】

●ベッドに入る90分前にお風呂から出るのがベストタイミング
●お湯の温度は38～40度に設定
●浴室では明るすぎる照明は避けること

【健康長寿の知恵 9】
## 寝る前のスマートフォンは安眠の大敵

**スマートフォンの画面から放出されるブルーライトは、「朝の活動が始まるぞ」というシグナルを脳内に送り、その結果サーカディアンリズムを混乱させてしまいます。**

さらに睡眠ホルモンであるメラトニンの分泌を妨げ、目の疲れや睡眠障害、うつ病、肥満、さらには癌などの病気を引き起こす可能性があると言われています。したがって、寝る前にスマートフォンを使用することは、健康上のリスクを引き起こす可能性があることが科学的に示唆されています。

## 9-1 就寝時にはスマートフォンを枕元に置かない

まず、寝る前にはスマートフォンの使用をやめ、電源を切ることが大切です。また、スマートフォンを枕元に置くと、電話やメールの通知音が聞こえてしまい、眠りを妨げる可能性があります。そのため、スマートフォンを遠ざけることで安眠環境を守ることができます。

また、スマートフォンの良くない影響を少しでも避けるために、以下のような方法を試してみてはいかがでしょう。

**1 ブルーライトカットグラス（＊４）を使用する**

ブルーライトカットグラスを使用することで、ブルーライトをカットし安眠環境を守れます。

**2 スマートフォンの自動調光機能を利用する**

スマートフォンには自動調光機能が備わっています。これを利用することで、室内の光や明るさに合わせて画面の明るさを自動的に調整することができ安眠環境を保てます。

## 3　安眠モードを利用する

一部のスマートフォンには「安眠モード」と呼ばれるモードが用意されており、スマートフォンからの通知や着信音をオフにしてくれます。就寝前に安眠モードに設定し、静かな睡眠環境を作ることができます。

## 4　スマートフォンを寝室以外で充電する

スマートフォンを寝室で充電すると画面の点灯などで眠りを邪魔してしまいます。充電は寝室以外の場所で、安眠環境を保ちましょう。

これらの方法を実践することで、スマートフォンからの光や音による睡眠の妨げを軽減しサーカディアンリズムを整えて、より良質な睡眠を得ることができます。

【健康長寿の知恵9　まとめ】

●ベッドでスマホチェックはNG

●スマートフォンを寝室から遠ざけるのがベスト

●それが難しいようなら、なるべく影響を受けないよう工夫する

## 注釈

＊１　空気清浄機：空気清浄機には、ホワイトノイズを生成する機能が備わっているものもあり、睡眠時の騒音対策や自宅でのリラックスタイムにお勧め

＊２　マインドフルネス：うつ病や不安症、PTSD をはじめとする様々な精神疾患の治療にも用いられており、多くの研究が行われている。最近の研究により、脳の働きを改善し、パフォーマンスを上げる可能性があることが示されており、ビジネス界でも注目されている

＊３　炭酸ガス系入浴剤：炭酸ガスを発生させ、血行を促進したり肌の美白や保湿効果を高める。炭酸濃度が高ければ高いほど効果が期待できる。ただし、炭酸ガス濃度が高い入浴剤は、肌刺激や血圧の上昇などの副作用があるため、使用には注意が必要

＊４　ブルーライトカットグラス：
スマートフォンやパソコンなどから発せられるブルーライトが目に与える悪影響を抑えるためのメガネのこと。青色光をカットする特殊なレンズを採用しており、スマートフォンやパソコンなどの画面から放出される青色光を抑えることができる

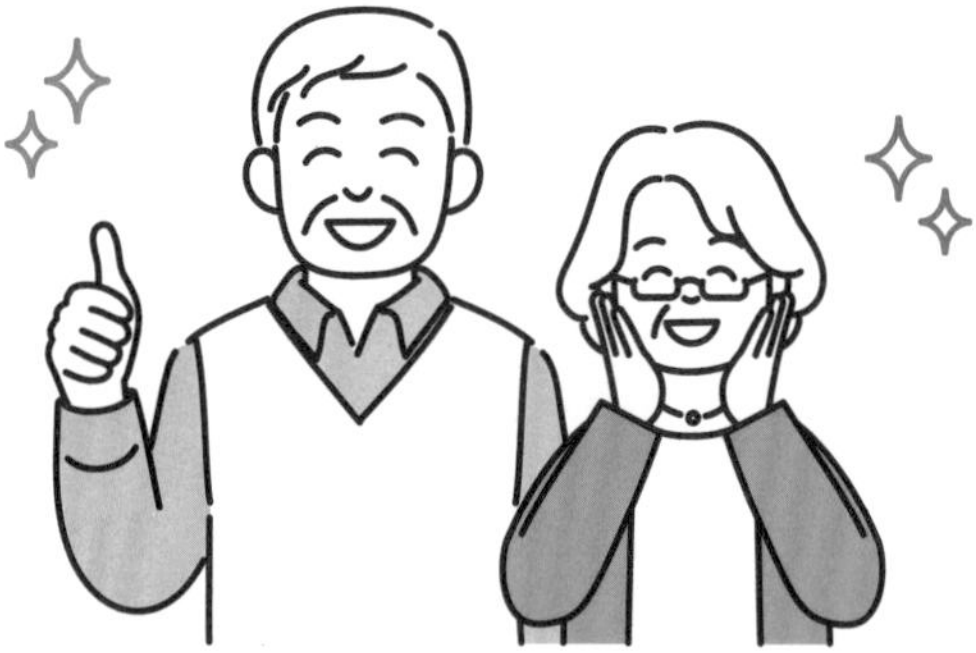

第6章

ミトコンドリアが活性化する

# 「コミュニケーション」の習慣

## 【健康長寿の知恵10】

# 好奇心と笑顔で感情の老化をブロック

ご存じのように、人の思考をコントロールしているのは脳です。その脳にエネルギーを供給しているのがミトコンドリアです。脳の重さは人体のわずか2％程度ですが、全身で必要なエネルギーの20％を使用します。当然、ミトコンドリアに元気がなくなれば、脳にエネルギーが不足して体調のみならず思考にも変調をきたします。すると、人生に対する意欲やメンタルそのものにもよくない影響を与えます。

**人生に対する取り組み方、ものごとの考え方、ライフスタイルの在り方、そのような人生をデザインしている様々な思考や行動様式が、じつはミトコンドリアと深く関係している**ということです。

脳、ミトコンドリア、思考・行動は三位一体。ですから思考や行動の変化によって、脳の衰えを防ぎ機能を活性化させることも可能です。脳が元気になれば、脳内のミトコンドリアも活性化します。本章では、**自身の考え方や行動によって、脳やミトコンドリアをポジティブにコントロールする**手法について解説します。

## 10-1 感情の老化に立ち向かう

精神科医の和田秀樹さんが提唱する感情年齢という指標が話題です。

実際の年齢とは関係なく感情表現や感情的反応に基づいて推定する年齢で、老化現象に影響しているのは知力や体力よりもこの感情年齢だといいます。感情をコントロールしているのは主に脳の前頭葉（＊1）の部分ですから、感情年齢における老化は前頭葉の老化を意味しています。

前頭葉は40代頃から委縮して、面倒くさい、つまらない、感動しないといった感情機能の衰えが始まります。さらに老化が進むと、怒りの感情をコントロールできなくなったり、判断力が低下しやすくなって、「暴走老人」（＊2）と呼ばれるような極端な行動に走る高齢者まで現れます。

人はまず感情から老化します。ですから、感情の老化を防ぐことが、じつはボケや見た目の老化を阻止するためにも有効です。

感情の老化を防ぐためには、以下のようなポイントがあります。

**1 新しいことにチャレンジする**

新しい活動を始めたり、趣味を増やしたり、未知の事柄をときめきながら学ぶことで脳を活性化させることができます。

**2 コミュニケーションを大切にする**

人と話すことやつながりを大切にすることで、社会的な刺激を得ることができます。

**3 ストレスを軽減する**

ストレスが感情老化を促進することがわかっています。

**4 運動をする**

定期的な運動は健康的な身体だけでなく、健康な脳を維持するためにも重要です。

**5 ポジティブである**

ポジティブな思考や態度は心身ともに健康に影響を与えます。

## 10-2 笑うという処方箋

感情の老化を防ぐポイントとも関連し、脳を元気にする方法のひとつが「笑う」こと

※ i　DHEA：副腎や性腺で産生されるホルモンの一種

※ ii　コルチゾール：副腎皮質から分泌されるホルモン。

※ iii　NK 細胞：白血球の一種である免疫細胞。自然免疫の主要因子として腫瘍細胞やウイルス感染細胞の除去に重要な役割を果たす

です。しかも、実際に楽しくなくても笑顔を作るだけで脳は幸福感を感じたのと同様の反応をします。その結果、血流が良くなり、長寿ホルモンと呼ばれるＤＨＥＡ（※ⅰ）が増加、ストレスホルモンであるコルチゾール（※ⅱ）を減少させ、ＮＫ細胞（※ⅲ）が活性化することにより免疫力をアップします。

まさに、「笑顔は万金に値する」です。脳の視覚情報を処理する領域には、「顔」に反応する神経細胞「顔細胞」（＊3）が備わっています。この顔細胞によって、顔や顔のように見えるものを敏感にキャッチします。よく木目やシミなどが顔のように見えて目を引き付けられることがありますが、それほど人は無意識のうちに顔に敏感に反応しているのです。**なので、まだ言葉もわからない赤ん坊に笑いかけると、赤ん坊もまた相手の笑顔には敏感に反応して笑顔になります。**

笑顔になると、ドーパミン（※ⅳ）やエンドルフィン（※ⅴ）、セロトニン（※ⅵ）といった神経伝達物質が分泌されます。これらは、「快」の気持ちに関する神経伝達物質として知られており、**笑顔の表情が引き起こす肯定的な感情や幸福感を増幅させます。**

具体的には、ストレスの軽減や不安感の緩和、幸福感の増大などが期待できます。また、笑顔を見た他人も同じように脳内にこれらの物質が分泌され、お互いにいい気分が伝染す

※ⅳ　ドーパミン：中枢神経系に存在する神経伝達物質。幸福ホルモンとも呼ばれる
※ⅴ　エンドルフィン：脳内で生成される神経伝達物質。鎮痛効果や幸福感をもたらす
※ⅵ　セロトニン：神経伝達物質のひとつ。ストレスによるイライラを抑える

ると言われています。

では、実際に試してみましょう。

脳が活性化する笑顔とは、**眉毛が少し上がり、目が細くなるような、目尻の上がった自然な笑顔です。このような笑顔を作るためには、リラックスして口角を上げることが大切です。また、自然な笑い声も脳を活性化させることが知られていますので、素直な気持ちで声を上げて笑うこと**もポイントの1つです。

無理やり笑おうとすると逆効果になることもあるため、自然な形で笑顔を作り、リラックスした状態で過ごすことが大切です。そして、あなたが自然な笑顔であれば、会う人も自然と笑顔になります。

この**笑顔のコミュニケーションが互いの脳内ミトコンドリアを活性化させ感情年齢を若返らせる**のです。

【健康長寿の知恵10 まとめ】
●老化は感情年齢から先にやってくる
●前頭葉を活性化させ脳内のミトコンドリアを元気にしよう

## 感情が若返る笑顔の効果

笑顔はストレスを軽減し、脳に幸福感をもたらし、さらに笑顔を生み出すという好循環を実現する。

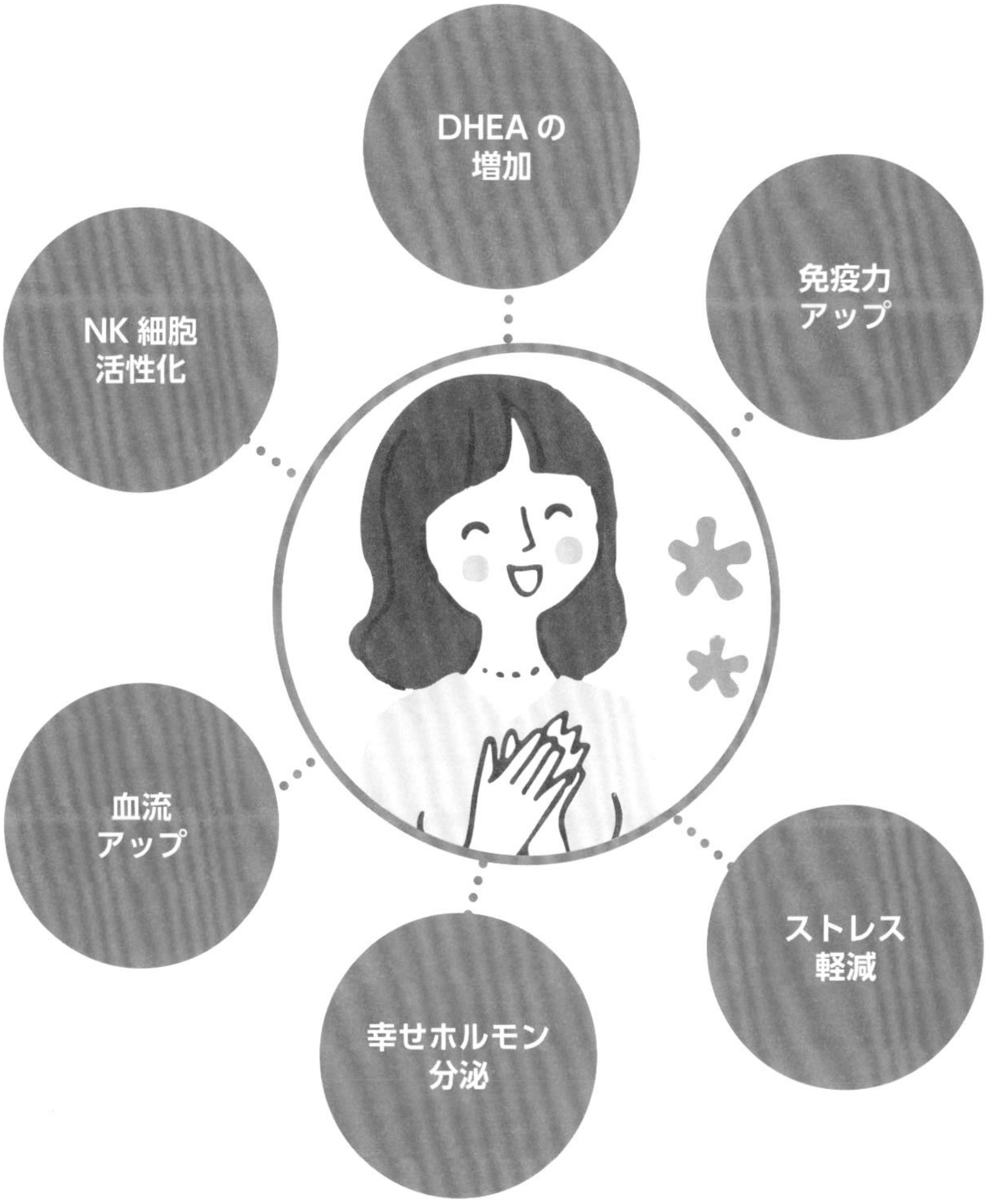


元図：OurAge「笑顔」でストレス発散、体に好循環をもたらす！ より

●楽しいから笑うだけではなく、笑うから楽しくなるよう心掛ける
●笑顔、それが幸せなコミュニケーションの秘訣

## 【健康長寿の知恵11】もっともっとわくわく人生を！

老化には個人差があります。

そこには遺伝子レベルでの違い、生活習慣、環境、ストレスなど、様々な要因が影響しています。たとえば、健康的な食生活や運動、喫煙や過剰なアルコール摂取を避けるなどの健康維持に関する生活習慣の違いは、個人の老化スピードに影響を与えることが分かっています。またストレスの程度も個人差があり、長期にわたってストレスを感じていると細胞や器官の老化を促進するホルモンが分泌され、老化が進行してしまう可能性が高くなります。

本書の最後に、老化を退けて健康長寿を叶える「わくわく」と「コミュニケーション」のコツについてお伝えして締めくくります。

## 11-1 老けこみのポイントを知る

まず、脳の老化をチェックしてみましょう。やり方はとても簡単です。目を閉じた状態で片足立ちを継続できる時間をはかります。30秒以上持続できるなら、脳はまだまだ若々しい状態です。そして30秒未満の場合は脳の老化が進んでいる可能性があり注意が必要です。

もし**30秒もたたずにバランスを崩すようなら片足立ちの練習を続けること**。バランス感覚とともに脳を鍛え、若々しくよみがえらせてくれます。

短時間でも効果が期待できるので、ぜひ試してみてください。

逆に脳の老化を著しく進行させてしまうのがコミュニケーションの不足です。第2章でも触れた「ソーシャルフレイル（社会性虚弱）」ですが、加齢により活動や参加などの意識が低下し、閉じこもりや孤食が常態化しているような状態で、思考・行動の面からも脳の老化に高いリスクとなります。

高齢者の社会参加には、求められる健康度や社会的責任により次の5つのステージがあります。

**1　就労（金銭的報酬による責任が伴う）**

**2　ボランティア活動（無償の社会貢献）**

**3　自己啓発（趣味・学習）活動（団体、グループ活動）**

**4　友人・隣人とのインフォーマルな交流（私的交流、近所づきあい）**

**5　要介護期のデイ（通所）サービス利用（受動的社会参加）**

老化による心身の衰えに準じ、1から5への移行がスムーズにできない場合に孤立（コミュニケーションの断絶）が生じます。

高齢者に限らず孤立する場合がありますが、コミュニケーション不足や孤立はいずれにせよ、脳、身体他すべての老化を進行させる大きな原因となります。孤立した状態になると、脳は孤独感を体の痛みとして解釈し体に強いストレス負荷をかけるため、ストレスに対する耐性が低下します。さらに閉じこもりの傾向により、免疫機能や筋力、栄養状態や認知機能の低下を招くことが知られています。

つまり、人は誰かとのコミュニケーションや社会参加、それもできるだけ責任感や協調

## ボランティア参加の理由

ボランティア活動への参加も閉じこもりや孤食対策の重要な選択肢になる。総務省のデータによれば、参加理由の1番は「自分自身の生きがいのため」、2番目が「いろいろな人と交流できるため」。社会からの孤立の受け皿として機能していることがわかる。

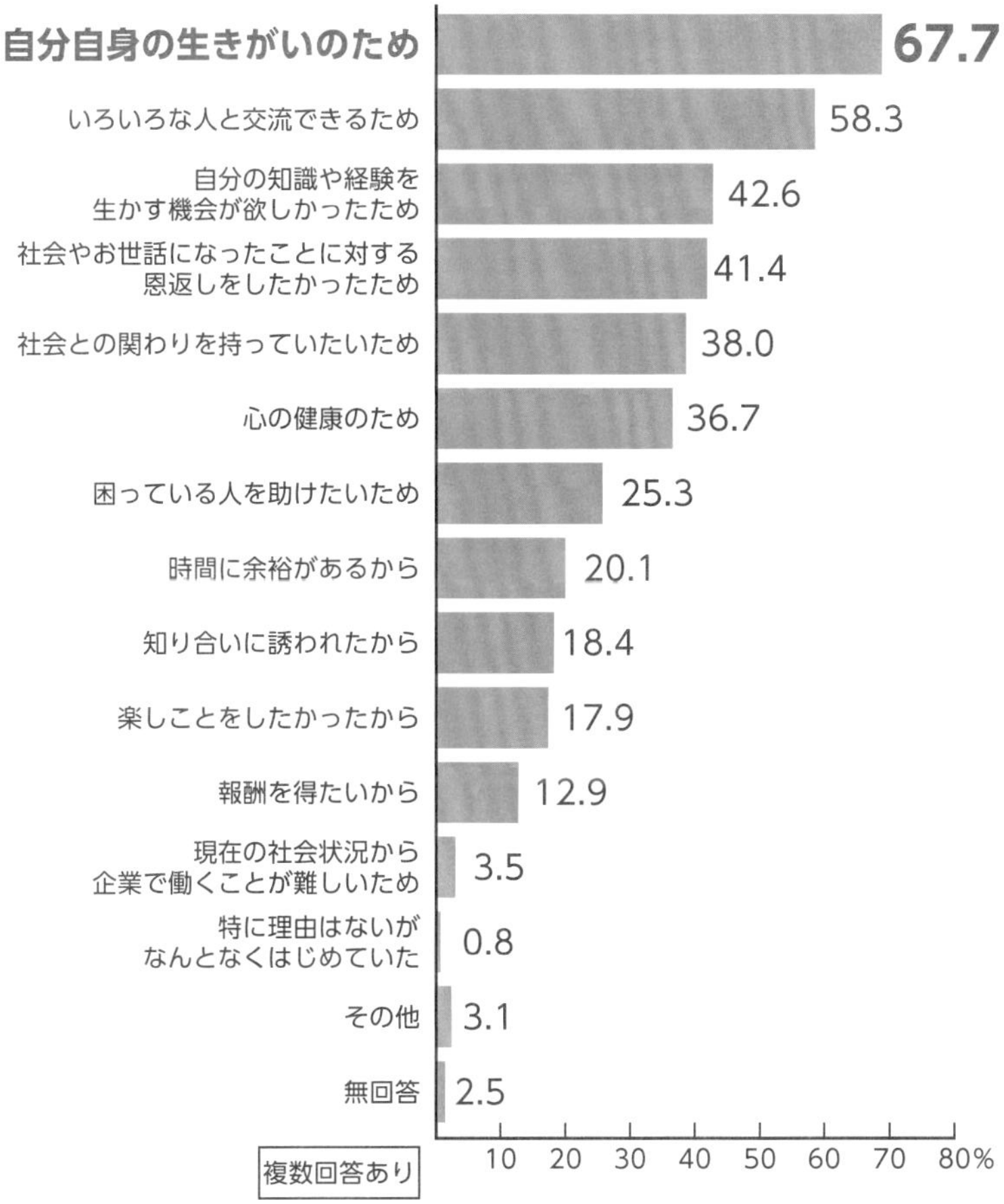


出典：総務省

性、判断力が問われるステージ上位のコミュニティに参加することで、脳から身体へと連関する老化スパイラルから抜け出すことができるのです。

## 11・2 スーパーエイジャーとして生きよう

既出の通り、慶應義塾大学医学部百寿総合研究センターにより、百歳以上の方の特徴として外向性と誠実性が高いことが指摘されています。そのような性格であれば、確かにコミュニケーション不足や孤立には陥りそうにありません。

さらに、健康長寿を叶えるための魅力的な研究があります。

シカゴのノースウエスタン大学医学部では、**実際の年齢が80歳以上でありながら脳年齢が20〜30歳下の年代と同じレベルにある「スーパーエイジャー」の研究**が進められています。対象者の脳を3Ｄスキャンで調べたところ、通常は年を取ると脳が委縮しますが、思考や判断、記憶をつかさどる大脳皮質の厚みに衰えが見られず、脳萎縮のペースも遅いことがわかりました。

そして研究チームは、スーパーエイジャーには以下のような共通する傾向があると指摘しています。**活動的かつ前向きな性格で、毎日脳を刺激し、読書を好み、新たなことを学んでいる。性格は社交的で家族や友人に囲まれ、地域のボランティア活動にも積極的に参加することが多い。**

もちろん、遺伝的な因子も絡んでいるため、誰もがスーパーエイジャーとして人生をまっとうすることはできないかもしれません。けれども、せめてその素晴らしい生活スタイルは参考にすべきでしょう。

**新しいことにチャレンジする、それはリスクを恐れずに未知の体験に足を踏み出すこと。**見通せないことの恐怖よりも、見えないからこそ可能性を感じる。子どものころや若いころは、誰しも見えない明日の連続です。それでも、先に進むことができるのは、きっと良い明日が待ち受けているというわくわく感があるから。

新しいことに挑戦したり学んだりすると、ミトコンドリアが活性化し脳内の神経ネットワークが伸長します。そしてコミュニケーションを軸とする社会的活動は脳の働きを活性化して認知機能の低下を抑制します。

**何歳になってもわくわくする心を忘れない楽しい生活や、周囲との笑顔のコミュニケー**

**ションへと導いてくれるのは、元気なミトコンドリアの働きです**。そして、そのミトコンドリアを元気にする方法は、今日からのあなたの思考・行動だということをどうぞ覚えておいてください。

【健康長寿の知恵11 まとめ】

●老化は思考と行動でコントロールすることができる
●いくつになっても社会的責任が伴うステージに参加する気構えを
●わくわくしながら新しいことにチャレンジする
●ミトコンドリアを元気にする生活習慣を身につける

## 注釈

＊１　前頭葉：前頭葉は、脳の大脳皮質の中心溝より前方に位置し、人間の脳の３分の１を占める領域。前頭前野は、注意、思考、意欲、情操の座として機能し、思考力の中心的役割を担う

＊２　暴走老人：高齢者が周囲の人々に対して、怒りや暴力を振るうなどして迷惑行為をすること。著作家の藤原智美氏によるノンフィクション書籍から、この表現が広く社会に浸透するようになった。最近では、しばしば注目を集める社会問題となっている

＊３　顔細胞：人が顔を見分けるための神経細胞のこと。異なる人の顔を区別するための特別な仕組みで、複雑な神経回路を通じて高度な情報処理を可能にしている。知人の顔であれば、視野のどこにあってもその人だと認知できるが、これも顔細胞の機能による

# あとがき

本文でも触れましたが、ミトコンドリアの研究はまだ始まったばかりです。ミトコンドリアが発見されたのは19世紀の半ばで、まだ光学顕微鏡しかない時代です。そこから研究が始まって、20世紀半ばにはミトコンドリアによってＡＴＰが産生されていることや基本的構造などがわかるようになりました。

そしていま、技術は進化してミトコンドリア内部のナノの世界まで観察できるようになりましたが、それでもまだミトコンドリアの研究は始まったばかりといえるのです。

もちろん、ミトコンドリアの活性化が健康長寿につながることは多くの研究によって示されています。またミトコンドリアの機能が低下すると老化が加速することも、それに対してミトコンドリアの機能を改善することで寿命を延ばすことができることも明らかにされています。

けれども、いまも研究の課題は山積みです。わからないことだらけです。

逆にいえば、それだけ重要な存在であり、またその誕生からその働きまで含めて人の興味をそそる魅力的な存在でもあります。

とても素晴らしい働きで、私たちの生命の維持を全面的にサポートしてくれています。本当に緻密で、頼もしい存在で、けれどもその分、あまりにもデリケートです。あなたの暴飲暴食や寝不足、過剰なストレスだけでなく、ブルーライトや電磁波などの現代ならではの環境にも大きく影響され、みるみる元気を失っていくこともあります。もちろん、加齢もその大きな要因です。

いずれにせよ、あなたが生命活動を続けていく限り、ミトコンドリアはずっとあなたとともにあります。その素晴らしいパートナーシップに感謝して、少しでもミトコンドリアに元気であってもらえるような生活習慣を身につけていただきたいのです。

それが、本書の目的です。

どうか、このとても身近で本当にちっぽけなパートナーとともに、与えられた人生を精いっぱい頑張っていきましょう。

いつまでも若々しく健やかに生きる！
ミトコンドリア活性で
健康長寿

2023年6月14日　初版第1刷発行

著　者　白川太郎　片倉喜範

発行所　株式会社 エコー出版
〒196-0033 東京都昭島市東町 1-16-11
TEL：042-524-8181

印刷所　株式会社 ハタ技術研究社

検印省略
ISBN978-4-910307-34-3
Printed in Japan

落丁・乱丁はお取り替えいたします。